实用护理系列

危重症
临床护理案例

主编 方芳 陈兰

NURSE

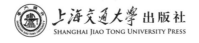
上海交通大学出版社
SHANGHAI JIAO TONG UNIVERSITY PRESS

内容提要

本书着眼于重症护理领域护理关键技术,以真实案例的形式对危重症护理技术临床应用案例进行荟萃分析。全书选取了 18 个临床病例,通过记录护理技术在临床中的应用,围绕病例资料进行知识点总结和病例解析,为更好地推进专科护理的发展起到积极的作用。

本书的主要读者对象为有一定急危重症护理基础的护士,帮助其成为具备专科和专项技能,可应对突发公共卫生事件的高级护理人才。

图书在版编目(CIP)数据

危重症临床护理案例/方芳,陈兰主编.—上海:
上海交通大学出版社,2024.4
ISBN 978-7-313-30427-8

Ⅰ.①危… Ⅱ.①方… ②陈… Ⅲ.①急性病-护理
-案例②险症-护理-案例 Ⅳ.①R472.2

中国国家版本馆 CIP 数据核字(2024)第 056802 号

危重症临床护理案例

WEIZHONGZHENG LINCHUANG HULI ANLI

主　编:方　芳　陈　兰

出版发行:上海交通大学出版社　　　　　　地　　址:上海市番禺路 951 号

邮政编码:200030　　　　　　　　　　　　电　　话:021-64071208

印　　制:常熟市文化印刷有限公司　　　　经　　销:全国新华书店

开　　本:787mm×1092mm　1/16　　　　印　　张:10.5

字　　数:196 千字

版　　次:2024 年 4 月第 1 版　　　　　　印　　次:2024 年 4 月第 1 次印刷

书　　号:ISBN 978-7-313-30427-8

定　　价:48.00 元

编委会名单

主　编 方　芳　陈　兰

副主编 张　琦

编　委（按姓氏汉语拼音排序）

陈　蕾　陈　婷　陈慧莹　程　峰　笃铭丽

管晓敏　韩　瑾　刘春丽　吕汇颖　马　亮

邵　蕾　王文威　温国娟　吴　懿　叶　磊

翟稳定　钟蓓芬　朱丽娟

前言
Preface

　　医学的飞速发展一直都是人类文明史上的一个壮丽篇章。然而，就像任何事物一样，医学也存在着挑战和困难。在不断迈向医学新高度的同时，我们也需要不断提高护理患者的能力，特别是在急危重症情况下。这本《危重症临床护理案例》将帮助护士和医疗保健专业人员更好地应对这些挑战，提供高质量的临床护理。

　　急危重症护理是医学领域中最为关键和具有挑战性的领域之一。在这个领域，医疗专业人员必须在最短的时间内做出最准确的诊断，并采取适当的措施来拯救患者的生命。这需要深厚的知识、卓越的技能和缜密的思维。正是在这个背景下，本书应运而生。

　　本书旨在通过对真实案例的解析，为护士和医疗保健专业人员提供一个综合全面的有关急危重症护理的参考工具。每个案例都是基于患者真实的发生情况编写，涵盖了各种各样的急危重症状况，包括心脏病、创伤、感染等。每个案例都是从病史收集、体格检查、诊断、治疗和康复等方面进行详细讲解，以帮助读者全面了解其中每种情况的处理方法。

　　本书的目标是提供一种实用的方法，让护士和医疗保健专业人员在急危重症护理中更加自信和熟练。通过深入分析案例，读者将学会如何迅速做出正确的决策，采取适当的措施，并有效地与患者和家属沟通。此外，本书还强调团队协作和实践中的伦理问题，以确保全面的护理。

　　本书的独特之处在于它不仅提供了急危重症护理的理论知识，还通过案例演示如何将这些知识应用到实际工作中。每个案例都以亲身经历的方式展现了医疗保健专业人员面临的挑战和机会。这将帮助读者培养应对急危重症情况的信心，使其能够更好地服务患者。

急危重症护理是一个充满挑战但又极其重要的领域。本书的目标是帮助护士和医疗保健专业人员提高他们在这个领域的能力，以便更好地拯救患者的生命并提供高质量的护理。我们希望本书能够为读者提供实用的知识和启发，助力其在急危重症护理领域中取得卓越的成就。

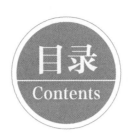

目录
Contents

病例 1 高甘油三酯血症性急性胰腺炎

在急性胰腺炎(acute pancreatitis, AP)病例中,高脂血症是第二大病因,而因高脂血症所致 AP 与血清甘油三酯(triglyceride, TG)水平显著升高密切相关,因此其又被称为高甘油三酯血症性急性胰腺炎(hypertriglyceridemic acute pancreatitis, HTG-AP)。

HTG-AP 的临床表现与其他因素所致急性胰腺炎相似,主诉症状为腹痛、恶心和呕吐。HTG 患者的体征包括:手臂伸侧、腿部伸侧、臀部和背部的发疹性黄瘤,脂肪浸润所致肝、脾肿大,以及视网膜脂血症。

HTG-AP 患者的治疗包括治疗急性胰腺炎(禁食、补液、止痛、抑制胰酶分泌、控制感染),并停用升高 TG 水平的药物,目标是降低血清 TG 水平至 < 500 mg/dl(5.65 mmol/L)。对于仅采用无创治疗措施的 HTG-AP 患者,若入院 24~48 h 后血清 TG 水平仍大于 1 000 mg/dl(11.3 mmol/L)或降幅未达到 50%,则需要进行血浆置换、血液滤过等杂合血液净化治疗。杂合血液净化是指将 2 种或 2 种以上的基本血液净化模式同步或序贯组合,以提高溶质清除效率,实现精准地清除致病物质。

病例简介

患者，男，34 岁，体重 86 kg，身高 168 cm，体重指数（body mass index，BMI）30.5 kg/m²。患者有高脂血症病史，吸烟、饮酒史 10 余年。饮酒、饱食后出现上腹痛，伴呕吐胃内容物，呕吐后腹胀、腹痛无缓解。患者因腹痛逐渐加重，出现中上腹部持续性、剧烈疼痛，放射至左腰背部，就医收治入急诊病房。患者一般情况良好，体温、脉搏、呼吸、血压均正常，心、肺均未见明显阳性体征。拟诊"急性胃肠炎、急性胰腺炎"收治，予禁食、抑酸、护胃、抗炎等治疗后无改善。

患者入院后 3 h，病情进展快，出现烦躁、少尿、心慌、肢端发凉，下肢皮肤"花斑"样。体温 36.2 ℃，脉搏 125 次/分，律齐，呼吸 25 次/分，血压 92/48 mmHg。双肺呼吸音粗，双下肺闻及细小湿啰音；腹膨隆，腹式呼吸减弱，腹软，上腹压痛阳性，肠鸣音减弱，为 3 次/分；其余体征查体阴性。予以心电监护、胃肠减压、液体复苏。血液检查报告：白细胞计数 15.23×10⁹/L，中性粒细胞比例 85.10%，中性粒细胞计数 11.25×10⁹/L，白介素 6（interleukin-6，IL－6）625.8 pg/ml，降钙素原（procalcitonin，PCT）8.26 ng/L。尿常规：尿隐血 1＋，尿蛋白 2＋，尿糖 4＋，尿酮体 3＋。血气分析：pH 值 7.12，二氧化碳分压（PCO_2）32 mmHg，氧分压（PO_2）76 mmHg，乳酸 2.6 mmol/L，HCO_3^- 27.2 mmol/L。血糖 15.8 mmol/L；Ca^{2+} 1.17 mmol/L，K^+ 2.5 mmol/L。心肌酶谱、肝肾功能检查均为阴性。血、尿淀粉酶水平轻度升高。凝血功能检测示：纤维蛋白原 7.41 g/L，D-二聚体 12.4 mg/L，乳糜血。TG 17.83 mmol/L。心电图检查示：窦性心动过速，心率 125 次/分。胸腹部 CT 示：两肺下叶炎症、脂肪肝、急性胰腺炎。

依据患者腹痛、急性胰腺炎影像（胰腺弥漫性增大）、乳糜血、TG≥11.30 mmol/L，排除其他病因并参考 Balthazar CT 分级（C 级：胰腺周围炎症伴胰腺内在异常）。疾病诊断：HTG－AP（中度重型）、糖尿病酮症酸中毒、肺部感染、脓毒血症、低钾血症。因存在有效循环血容量不足、病情加重，转入重症监护病房（intensive care unit，ICU）。

患者进入 ICU 后，予镇痛镇静、抗感染等治疗。因 TG 为 17.83 mmol/L（＞目标值 5.65 mmol/L），给予低分子量肝素皮下注射，胰岛素持续泵入，快速降低 TG 水平。24 h 后复查 TG 14.32 mmol/L，仍高于 11.3 mmol/L，且 TG 降幅水平未超过入院时的 50%，启动血液净化治疗。采用杂合血液净化，血浆置换后加连续性肾脏替代治疗（continuous renal replacement therapy，CRRT）。行首次血浆置换及 CRRT 后，复查

TG 为 6.1 mmol/L,腹痛症状也随之改善,IL-6 为 247.6 pg/ml,PCT 为 2.37 ng/L,尿量恢复正常,血压 114/62 mmHg,感染指标好转,休克纠正。血液净化方案改为隔日 CRRT 12 h,共行 2 次。患者尿量正常,血压恢复至 129/67 mmHg。入院第 7 天,一般情况显著改善,因患者胃肠功能恢复良好,改为口服非诺贝特 0.1 g/次,3 次/天,继续控制 TG 水平。复查腹部 CT,可见胰周渗出较前吸收,转至消化科病房。消化科病房对症治疗 2 周后,予出院,继续口服非诺贝特。出院 2 个月后随访查腹部 CT,可见患者胰腺体积、形态基本恢复,胰周渗出基本吸收。

病例知识点

① HTG-AP 的临床特征。

② HTG-AP 的治疗方案。

③ 杂合血液净化双重滤过血浆置换的急救处理。

④ 杂合血液净化连续性静脉-静脉血液滤过的急救处理。

 病例解析

1. 如何尽早判断高甘油三酯血症性急性胰腺炎(HTG-AP)呢?

急性胰腺炎的病因众多,不同病因引起的急性胰腺炎中患者的年龄、性别分布及疾病严重程度各不相同。在我国,胆石症是急性胰腺炎的主要病因,其次为 HTG 及过度饮酒。HTG 性及酒精性急性胰腺炎更常发生于年轻男性患者,老年患者以胆源性急性胰腺炎居多。尽早识别高 HTG-AP 有助于对症治疗,缓解病情,改善预后,并预防急性胰腺炎复发。

HTG-AP 的首发表现与其他因素所致急性胰腺炎相似,均为持续的剧烈上腹疼痛并常常放射到背部,伴随恶心和呕吐。HTG-AP 患者可能有提示潜在 HTG 的体征,包括持续性高乳糜微粒血症所致手臂伸侧、腿部伸侧、臀部和背部的发疹性黄瘤,以及脂肪浸润引起的肝、脾肿大。TG>4 000 mg/dl(45 mmol/L)的患者可能发生视网膜脂血症。在这种情况下,由于大乳糜微粒对光的散射,视网膜微动脉、微静脉、眼底会呈淡粉色,但视力不受影响,视网膜脂血症可随 TG 水平的下降而逆转。

实验室检查显示,当血清 TG 水平升高时,血清会变为乳状(乳白色)。TG 水平升高可改变钠、葡萄糖、淀粉酶和低密度脂蛋白(low density lipoprotein, LDL)的常规测量值。血清样本中过量的 TG 可取代含钠的水,导致假性低钠血症。血清 TG>500 mg/dl(5.65 mmol/L)可导致淀粉酶水平假性正常,可能是因为热量计读数受到了干扰。

诊断 HTG-AP 与诊断其他因素所致急性胰腺炎相同(图 1-1),要求存在下述 3 项标准中的 2 项:①持续性剧烈上腹疼痛(常放射至背部)急性发作;②血清脂肪酶和(或)淀粉酶水平≥参考范围上限的 3 倍;③通过影像学(增强 CT、MRI 或经腹部超声)检查发现急性胰腺炎的典型表现(胰腺局灶性或弥漫性增大)。此外,血清 TG≥1 000 mg/dl(11.30 mmol/L),或血清 TG 水平为 500～1 000 mg/dl(5.65～11.30 mmol/L)但血清呈乳糜状,排除急性胰腺炎的其他病因,可确诊为 HTG-AP。

该患者有腹痛、恶心、呕吐、腹胀等表现,腹痛放射至左腰背部,CT 显示急性胰腺炎影像(胰腺弥漫性增大),符合急性胰腺炎诊断。患者有乳糜血、血清 TG 17.83 mmol/L(≥11.30 mmol/L),HTG-AP 诊断明确。

2. HTG-AP 诊断明确后,降低 TG 的治疗方法有哪些?

早期手术可能增加 HTG-AP 患者发生多脏器功能障碍的风险,并导致死亡。因此,在 HTG-AP 急性反应期应以非手术治疗为主。针对 HTG-AP 的临床治疗措施应包括病因治疗、常规治疗、并发症治疗、中医治疗、手术治疗、心理及康复治疗、基因治疗等,且以病因治疗、常规治疗为核心(图 1-2)。此外,HTG-AP 患者易出现并发症、易重症化,在对其进行病情评估、综合治疗的每一阶段均可能需要多学科如麻醉科、消化科、普外科、肾内科、重症科等的共同协作。因此,进行多学科诊疗、建立多学科会诊和转诊机制对 HTG-AP 患者的成功救治具有重要意义。

将血清 TG 水平快速降低至 500 mg/dl(5.65 mmol/L)以下是治疗 HTG-AP 的关键。HTG-AP 患者经确诊并完成严重程度评估后,在给予积极液体复苏的同时,

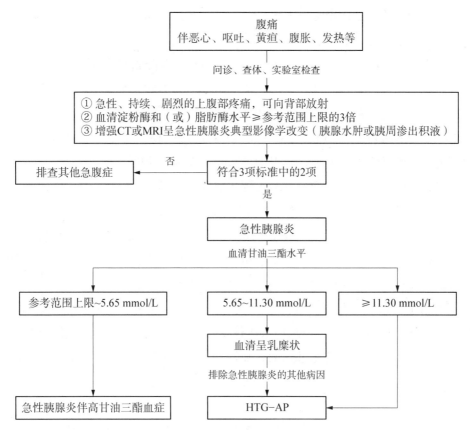

图 1-1 高甘油三酯血症性急性胰腺炎(HTG-AP)的诊断流程

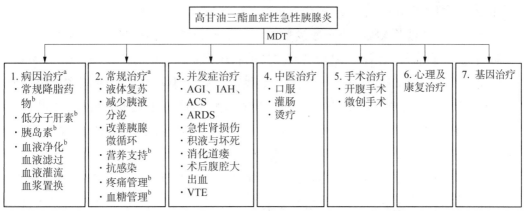

MDT:多学科诊疗;AGI:急性胃肠损伤;IAH:腹腔内高压;ACS:腹腔间隔室综合征;ARDS:急性呼吸窘迫综合征;VTE:静脉血栓栓塞症;a 表示核心治疗,b 表示与其他病因所致急性胰腺炎的治疗存在不同。

图 1-2 高甘油三酯血症性急性胰腺炎(HTG-AP)的临床治疗方案

应尽早针对病因进行治疗。HTG 既是 HTG-AP 的病因,又是导致 HTG-AP 患者病情不断恶化的诱因。目前,降低血清 TG 水平的治疗措施分为无创和有创两大类,其中无创治疗措施包括使用常规降脂药物、肝素或低分子量肝素、胰岛素等,有创治疗措施即杂合血液净化。

轻型 HTG - AP 患者胃肠功能可耐受时应尽早口服降脂药物,首选贝特类降脂药物。贝特类药物不仅可减少肝脏 TG 生成,还可促使 TG 逆向转运,进而显著降低 TG 水平,是 HTG - AP 患者应首选的口服降脂药物。

低分子量肝素可促进 HTG - AP 患者的 TG 水解,但由于单独、长期使用低分子量肝素可能导致 TG 水平再次升高,因此应与其他降脂药物联合应用。

尽早应用胰岛素控制 HTG - AP 可促进乳糜颗粒降解、降低血清 TG 水平,但须监测血清 TG 水平并严格控制血糖。控制目标:血糖控制在 200 mg/dl(11.1 mmol/L)以下,最好维持在 110~150 mg/dl(6.1~8.3 mmol/L),以使血清 TG 水平快速降低至 500 mg/dl(5.65 mmol/L)以下。胰岛素和低分子量肝素在 HTG - AP 患者病因治疗中具有协同作用,可有效减轻炎症反应,降脂效果确切。

仅采用无创治疗措施的 HTG - AP 患者若入院 24~48 h 后血清 TG 水平仍 >1 000 mg/dl(11.3 mmol/L)或降幅未达到 50%,建议实施杂合血液净化治疗。杂合血液净化将血浆置换和血液滤过这两种血液净化模式序贯组合,以快速降低 HTG - AP 患者的血清 TG 水平,清除毒素、炎性因子等,并纠正水、电解质紊乱及酸碱平衡失调,有利于维持内环境稳定。

HTG - AP 患者的营养支持方法首选肠内营养(enteral nutrition, EN)。若对 EN 耐受性差或实施 EN 支持 1 周后仍不能达到营养支持目标热量的 60%,应启动全肠外营养或补充性肠外营养。

HTG - AP 患者入院 24 h 内应接受合理的镇痛、镇静治疗,但禁用丙泊酚(可导致血脂升高)。腹痛是 HTG - AP 患者最主要的临床症状。合理的镇痛、镇静治疗不仅可降低机体代谢及氧耗以适应受损器官的氧供需水平,而且可减轻各种应激所致病理性损伤,促进受损器官功能恢复,有利于改善重症型 HTG - AP 患者的预后。

本病例为男性,34 岁,有高脂血症病史,是 HTG - AP 的高危人群。入院后针对病因制订诊疗方案,予以液体复苏、抑制腺体分泌、镇痛、镇静等治疗。因 TG 为 17.83 mmol/L(>目标值 5.65 mmol/L),给予低分子量肝素(5 000 IU 每 12 h 一次皮下注射),胰岛素持续泵入,快速降低 TG 水平。24 h 后复查 TG 为 14.32 mmol/L,仍高于 11.3 mmol/L,且 TG 水平降幅未超过入院时的 50%,启动杂合血液净化治疗,血浆置换后加 CRRT。血浆置换的处理量为 5 600 ml;CRRT 模式为连续性静脉-静脉血液滤过(continuous veno-venous hemofiltration, CVVH)持续 24 h。行血浆置换及 CRRT 后,复查 TG 为 6.1 mmol/L,腹痛也随之改善。因患者胃肠功能恢复良好,改为口服非诺贝特 0.1 g,3 次/天,继续控制 TG 水平。

3. 如何应用杂合血液净化双重滤过血浆置换进行急救处理?

研究表明,血浆置换联合胰岛素治疗可有效降低 HTG - AP 患者的 TG 水平,还能减轻炎症反应、缩短临床症状持续时间、改善患者预后。

1) 血浆置换方法

血浆置换包括单重血浆置换、双重滤过血浆置换、血浆吸附。

(1) 单重血浆置换(plasma exchange)是指使用血浆分离器将含有致病因子的血浆分离并全部废弃,同时补充等量新鲜冰冻血浆或白蛋白溶液的治疗方法。可快速降低 TG 水平,进而减轻其对胰腺造成的持续损伤,可早期使用。

(2) 双重滤过血浆置换(double filtration plasmapheresis, DFPP)是指先使用血浆分离器分离血浆,然后通过更小孔径的血浆成分分离器清除血浆中相对分子质量远大于白蛋白的致病物质(如免疫球蛋白、脂蛋白、免疫复合物等),而白蛋白等相对分子质量较小的成分则伴随补液(白蛋白溶液/新鲜冰冻血浆)回输进入患者体内的治疗方法。研究表明,双重滤过血浆置换可调节机体免疫系统、清除抗体、恢复细胞免疫功能和网状内皮细胞吞噬功能,与使用大量新鲜冰冻血浆的单重血浆置换相比,其可不用或仅使用少量血液制品进行补液,感染风险有所降低。

(3) 血浆吸附(plasma adsorption)是指先使用血浆分离器分离血浆,然后通过吸附器对血浆成分进行特异性、选择性吸附进而清除致病物质的治疗方法。与血液灌流、血液滤过相比,血浆置换降低 TG 水平的效果更明确;若条件允许,优选血浆吸附、双重滤过血浆置换。

2) 本病例血浆置换方案及注意事项

本病例的血浆置换方案为 DFPP:行股静脉中心静脉单针双腔导管置管,以建立体外循环,抗凝剂采用 5 000 IU 的低分子量肝素静脉给药。采用日本川澄全自动血液净化系统(型号:KM - 9000),血液净化装置的体外循环血路型号为 K - PD - 90DF,膜型血浆分离器(一级膜)为 OP - 08W,血浆成分分离器(二级膜)为 EC - 50W,其膜孔径为 $0.035\,\mu m$,膜面积为 $2.0\,m^2$。血流速度为 $120\,ml/min$,一级膜血浆分离速度为血流的 30%,二级膜弃浆率为血浆分离率的 15%,同时补充与弃浆等量的新鲜血浆,总分离血浆量为 2 倍血浆容量(plasma volume, PV),共 5 600 ml 处理血浆量,持续治疗时间约 3 h。血浆容量计算:1 倍血浆容量(ml) = $(1-HCT) \times (0.065 \times W)$,HCT 为红细胞压积,W 为体重(kg)。

DFPP 模式下治疗剂量、二级膜选择、下降率及注意事项如下。① 治疗剂量与下降率:目标治疗剂量通常设置为 $1.5 \sim 2.0$ 倍 PV。下降率 = 处理血浆量 $\times$(1-二级膜的筛选系数),本案例中二级膜选用的是 EC - 50W(对脂蛋白的筛选系数 <0.1,白蛋

白的筛选系数达 0.9)。对于脂蛋白,2PV 处理血浆量治疗后的浓度可以下降至治疗前的约 84%。Galan 研究报道了 4 例行 DFPP 的 HTG-AP 在第一次治疗后 TG 下降率为 69.16%。②二级膜选择:因为脂蛋白的相对分子质量为 2.4×10^6,远远大于白蛋白,最好是使用孔径更大的 EC-50W,可以更有选择性地清除脂蛋白,保留更多的有益成分。③注意事项:通过 DFPP 处理二级膜弃掉的血浆,可能会影响血浆胶体渗透压,补充白蛋白可对此进行调节。本病例中患者二级膜弃浆率为血浆分离率的15%,可最大限度地减少有益物质的丢失。

为了确保 DFPP 的顺利进行和患者的安全,护士须关注以下几个方面:①操作前准备:了解患者病情,评估是否适合进行 DFPP 治疗;向患者及其家属解释 DFPP 的目的、过程和风险;准备相关设备和耗材;确保患者的生命体征稳定,如心率、血压、血氧饱和度等。②操作中观察与护理:密切关注患者的生命体征;保持患者所在环境的舒适度,如调节环境的温度、湿度等;观察 DFPP 不良反应,如低血压、低血糖、出血、管路堵塞或破膜、休克、过敏等;观察患者的电解质和酸碱平衡状态,监测血气分析;记录患者的治疗过程和相关数据。③操作后护理:观察患者的生命体征;注意观察患者的出血情况;观察患者的电解质和酸碱平衡状态;协助患者进行日常活动,如翻身、活动四肢等;教育患者如何观察皮肤、黏膜、尿液等的出血症状。

如何应用杂合血液净化连续性静脉-静脉血液滤过(CVVH)进行急救处理?

血液滤过是通过模仿正常人的肾小球滤过,在体外循环的过滤器中形成压力差,以对流方式通过滤过膜滤出体液中的溶质、溶剂,可有效降低血清 TG 水平。临床常用于治疗 HTG-AP 以降低血清 TG 水平的血液滤过模式包括 CVVH、连续性静脉-静脉血液透析滤过。CVVH 不仅能有效减轻患者的炎症反应和氧化应激反应,而且能保护患者的血管内皮功能。

本病例的 CVVH 治疗方案:DFPP 结束后行 CRRT,血管通路采用股静脉中心静脉单针双腔导管,机器选用 prismaflex。治疗处方:模式 CVVH,鉴于患者有脓毒血症,滤过器采用百希瑞 oXiris(oXiris 膜材在 AN69 基底膜表面进行表面修饰,除器官支持功能外还同时吸附内毒素和细胞因子),置换液为碳酸氢盐透析液,前稀释方式输入,置换液量 2 200 ml/h[使 24 h 最低流出液量达到 20 ml/(kg · h)],血流量150 ml/min,超滤率 50 ml/h,持续 24 h。行首次血浆置换和 CRRT 后,复查 TG 由14.32 mmol/L 降至 6.1 mmol/L,腹痛也随之改善,IL-6 由 625.8 pg/ml 降至

247.6 pg/ml，PCT 由 8.26 ng/L 降至 2.37 ng/L，24 h 尿量恢复至 1 600 ml，血压 114/62 mmHg。血液净化方案改为隔日 CRRT 12 h，机器选用 prismaflex，滤过器采用 st100，共进行 2 次。治疗处方：模式 CVVH，置换液为碳酸氢盐透析液，前稀释方式输入，置换液量 2 200 ml/h，血流量 150 ml/min，超滤率 0 ml/h。2 次血液净化治疗后 TG 为 2.6 mmol/L，IL-6 为 143.2 pg/ml，PCT 为 1.3 ng/L，24 h 尿量正常约 2 000 ml，血压恢复至 129/67 mmHg。停止血液净化治疗。

　　在进行 CVVH 时，护士须观察以下内容：①生命体征：密切观察患者的血压、心率、血氧饱和度等生命体征，确保治疗过程中的安全。②皮肤状况：观察患者的皮肤是否有红肿、渗血、压疮等现象，保持皮肤清洁干燥。③液体平衡：观察患者的液体出入量，确保治疗过程中的液体平衡。④电解质平衡：监测患者的电解质水平，根据需要进行调整。⑤肾功能：观察患者的尿量、尿比重等指标，评估肾功能恢复情况。⑥并发症：观察患者有无高血压、高血钾、心律失常等并发症，及时发现并处理。⑦饮食护理：根据患者的病情和治疗需求，指导患者合理饮食。⑧心理护理：关注患者的心理状况，向患者及其家属传授疾病相关知识，帮助患者建立战胜疾病的信心。⑨生活护理：协助患者进行生活自理，如洗漱、进食等，减轻患者家属的照顾负担。

参 考 文 献

［1］高甘油三酯血症性急性胰腺炎诊治急诊共识专家组. 高甘油三酯血症性急性胰腺炎诊治急诊专家共识［J］. 中华急诊医学杂志，2021，30(8)：937-947.

［2］潘龙飞，裴红红，宏欣，等. 高甘油三酯血症性急性胰腺炎的诊治［J］. 实用医学杂志，2021，37(20)：2569-2574.

［3］韩叶叶. 高脂血症急性胰腺炎血液净化治疗的探究［D］. 辽宁：大连医科大学，2018.

［4］GALÁN CARRILLO I, DEMELO-RODRIGUEZ P, RODRÍGUEZ FERRERO M L, et al. Double filtration plasmapheresis in the treatment of pancreatitis due to severe hyper-triglyceridemia ［J］. J Clin Lipidol, 2015, 9(5)：698-702.

［5］STIGLIANO S, STERNBY H, DE MADARIAE, et al. Early management of acute pancreatitis: A review of the best evidence ［J］. Dig Liver Dis, 2017, 49(6)：585-594.

［6］田文彬，金康，曹瑞旗，等. 血浆置换联合胰岛素强化降糖对高脂血症性胰腺炎患者相关指标的影响［J］. 中国药房，2017，28(30)：4202-4205.

［7］LEPPÄNIEMI A, TOLONEN M, TARASCONI A, et al. 2019 WSES guidelines for the management of severe acute pancreatitis ［J］. World J Emerg Surg, 2019, 14:27.

病例 2 经导管二尖瓣缘对缘修复术治疗重度混合型二尖瓣反流

　　二尖瓣反流/关闭不全是最常见的心脏瓣膜疾病之一,既往外科手术是除药物治疗外治疗二尖瓣反流的主要方法。2020年美国心脏病学会和美国心脏协会在瓣膜病管理指南中将经导管二尖瓣缘对缘修复术单独命名为 transcatheter edge-to-edge repair,简称 TEER,以区别于其他的经导管二尖瓣修复术以及经导管二尖瓣置换术。TEER 因具有创伤小、恢复快等特点,成为了治疗二尖瓣反流的一种新选择。TEER 借鉴外科缘对缘二尖瓣修复术,采用二尖瓣夹合装置,经股静脉(或心尖)途径,在经食管超声心动图(transesophageal echocardiography, TEE)及 X 线造影机引导下夹住二尖瓣反流区的前、后瓣叶并使之接合,使收缩期二尖瓣瓣叶的间隙减少或消失,而舒张期瓣口由大的单孔变成小的双孔或多孔,从而减少二尖瓣反流。在国际上,TEER 已成为目前证据最多的二尖瓣反流介入技术并已得到广泛应用。在我国,就目前 TEER 在中国的实际应用而言,其安全性和有效性均值得肯定。

🧑‍⚕️ 病例简介

　　患者,男,70 岁,因"心悸伴气促 1 周"就诊,拟诊"急性左心衰竭"收治入院。查体示:体温 36.5 ℃,脉搏 70 次/分,呼吸 24 次/分,血压 112/68 mmHg。予以控制心力衰竭、改善心肌重构、控制心率、抗凝等治疗。住院期间查超声心动图示:二尖瓣脱垂伴重度反流,左心增大,轻度主动脉瓣反流,轻中度三尖瓣反流,拟行 TEER 术。患者曾因心房颤动(后称为"房颤")合并心力衰竭于 3 个月前在局部麻醉下行房室结消融＋生理性起搏治疗。既往有房颤病史 20 年,糖尿病病史 15 年,面瘫病史 2 年,十二指肠溃疡病史 10 年。

　　术中采用 TEE 确认二尖瓣后叶增厚、脱垂伴二尖瓣严重反流,解剖符合 TEER 术指征。心电监测提示左束支起搏心律。常规消毒铺巾,6F 穿刺针穿刺右侧股静脉后更换 8F 鞘管扩张,送入导丝,置换房间隔穿刺鞘,在 TEE 指导下穿刺房间隔,送入超硬导丝至左上肺静脉,循导丝置入、调试并送入专用可调弯鞘跨过房间隔,固定于稳定器中;同时调试二尖瓣夹导管输送系统,在 TEE 指引下瓣叶夹持不稳定,故穿刺左侧股静脉,在房间隔穿刺鞘的支撑下,送临时起搏电极至右心室心尖部,在 160～180 次/分快速起搏下,调整位置,先后送入 2 枚夹合器至二尖瓣中间部,前后叶分别夹持瓣叶长度合适,超声确认局部反流明显减少,释放夹合器。TEE 评估提示内侧 P3 区仍有中度反流,二尖瓣跨瓣压差 2.67 mmHg,故决定再植入 1 枚夹合器,TEE 确认夹持瓣叶长度合适,反流明显减少至微量,二尖瓣跨瓣压差 4.2 mmHg。术中患者生命体征平稳,手术顺利。术后股静脉压迫止血,伤口无血肿、渗血,心率 70 次/分,血压 105/70 mmHg,脉搏血氧饱和度(SpO$_2$)99％～100％,携带经口气管插管接转运呼吸机转运至冠心病监护病房(cardiac care unit, CCU)。

　　患者转运至 CCU 后血压逐步下降至 70/41 mmHg,四肢冰冷,体表未见明显出血。遵医嘱予以去甲肾上腺素升压,补液扩容等处理,急查血常规提示血红蛋白 81.00 g/L,急查上、下腹部 CT 示盆腔、腹膜后及左肾周围存在较多积血。遵医嘱予以交叉配血试验,并备血后输注红细胞悬液、凝血酶原复合物等止血及维持脏器支持治疗。术后第 2 天,患者生命体征平稳,评估拔管指征后予以拔除气管插管,第 4 天转至普通病房继续治疗,并于术后第 10 天康复出院。

病例知识点

❶ 二尖瓣反流的评估。

❷ 二尖瓣反流的治疗方案。

❸ TEER 围手术期抗栓治疗

❹ TEER 术后常见并发症及处理。

 病例解析

1. 该患者患有严重的二尖瓣脱垂伴反流,术前该如何评估,才能做出适合的临床决策呢?

TEER 术前筛查包括临床因素评估和影像学评估。临床因素评估:①患者的既往史和一般情况是否适合行 TEER,以及接受 TEER 的预期获益程度;②外科手术风险;③是否存在 TEER 禁忌证。通过超声心动图进行的二尖瓣反流分型、严重程度和病变累及范围评估是 TEER 术前影像学评估的重点。

二尖瓣反流分型:《二尖瓣经导管缘对缘修复的超声心动图操作规范中国专家共识》将二尖瓣反流的病因分为原发性瓣膜病变(瓣膜本身结构的病变导致)、继发性瓣膜病变(心脏本身或瓣膜支撑结构病变导致)和混合性二尖瓣病变(既有原发性二尖瓣病变,又有继发性二尖瓣病变)。同时,在功能分型中,沿用了 Carpenter 分型,在该基础上增加了Ⅳ型(混合性包括原发性和继发性并存),将 Carpenter Ⅱ型进一步分为脱垂、假性脱垂、连枷、脱垂合并连枷 4 种亚型(表 2-1)。Carpenter 分型最初是用于指导外科二尖瓣修复,但这类分型方法对指导二尖瓣反流介入治疗也具有一定指导意义,而 TEER 对不同分型的治疗效果也有所不同。目前认为 TEER 对治疗Ⅱ型和Ⅲb

型效果较好,对Ⅰ型的治疗效果较差,而Ⅲa型不适合 TEER,但这需要将来更严谨的研究进行证实。

表 2-1　二尖瓣反流功能分型

分型	二尖瓣功能
Ⅰ型	瓣叶活动正常
Ⅰa型	瓣叶穿孔
Ⅰb型	瓣叶对合不良(瓣环扩张)
Ⅱ型	瓣叶活动过度,包括瓣膜脱垂、脱垂合并连枷、假性脱垂、连枷 4 种亚型
Ⅲ型	瓣叶活动受限
Ⅲa型	瓣膜在开放或关闭时均受限制(风湿性)
Ⅲb型	瓣叶在关闭时受到限制(瓣叶拴系、缺血性病变)
Ⅳ型	含有上述 2 种以上病变机制的二尖瓣反流

二尖瓣反流的定量评估:以往通常分为轻度、中度和重度。近年来多项国外指南及二尖瓣反流介入治疗的临床研究中将二尖瓣反流分为无(0+)、轻度(1+)、中度(2+)、中重度(3+)和重度(4+)。《二尖瓣反流介入治疗的超声心动图评价中国专家共识》提出增加极重度(5+),从而增加严重二尖瓣反流的区分度;对于评估流程进行适当的、标准化的简化,提出以反流颈宽度为主要指标、反流分数为第二指标的简化评估方法。与此同时,还提出了二尖瓣反流定量标准评估方法以及相关参数,包括缩流颈宽度、反流分数、反流容积以及有效反流口面积等几种测量方式及其可能误差及参数推荐设定。

此患者术前评估时,因无法耐受 TEE 而选择经胸超声心动图(transthoracic echocardiography, TTE)检查。TTE 显示:患者二尖瓣后叶脱垂,腱索断裂,重度偏心反流。前后叶长度:前叶 2 区 24 mm,后叶 2 区 21 mm,瓣环前后径 37 mm;患者为房颤心律,左心房直径为 67 mm,导管消融术获益较小,因长期合并心力衰竭、糖尿病、十二指肠溃疡病等多种疾病史,不能耐受外科手术;无 TEER 禁忌证。该患者术前评估提示为Ⅱ型和Ⅲb型混合型即Ⅳ型的重度(4+)二尖瓣反流,因此适合行 TEER,由于难度较高,预计使用 2~3 枚夹合器。

 二尖瓣反流的治疗方案包括哪些? 此病例为什么要选择 TEER 呢?

二尖瓣反流的治疗方案包括药物治疗、起搏器治疗、二尖瓣修补术、二尖瓣置换术等。药物包括血管紧张素转化酶抑制剂(angiotensin converting enzyme inhibitor,

ACEI)/血管紧张素受体拮抗剂(angiotensin receptor blocker，ARB)/血管紧张素受体-脑啡肽酶抑制剂(angiotensin receptor-neprilysin inhibitor，ARNI)、β受体阻滞剂和盐皮质激素受体拮抗剂(mineralocorticoid receptor antagonist，MRA)，以及酌情使用利尿剂来纠正容量超负荷。随机临床试验表明，ACEI/ARB/ARNI、β受体阻滞剂和MRA可改善心功能，缓解症状，提高生存率。起搏器治疗包括优化双腔起搏器的房室延迟和使用心脏再同步化治疗，该患者在上次住院时已经接受了双腔起搏器植入术，术中予以房室结消融＋生理性起搏治疗，但是术后效果不明显，需要进一步对二尖瓣进行干预性治疗。二尖瓣干预性治疗包括二尖瓣修补术及二尖瓣置换术，这两种手术又分别包括外科手术及经导管介入治疗。

重度二尖瓣反流的手术治疗由多种因素决定，包括有无症状、二尖瓣反流程度、左心室的功能状态(临床上一般通过测量左室射血分数、收缩末期内径或收缩末期容积来评估左心室功能)、瓣膜修补术的可行性、有无房颤、在静息或运动时有无肺高压、患者意愿和期望等。

经主诊医师评估，该患者一般情况欠佳，共存疾病导致的手术风险过高，不能耐受外科手术，同时考虑到患者本人意愿，选择 TEER 治疗方式。患者术中在放置 2 枚夹合器后，考虑远期效果，决定使用第 3 枚夹合器以降低对瓣口的影响。术前与术后超声影像详见图 2-1，术后 X 线影像详见图 2-2。

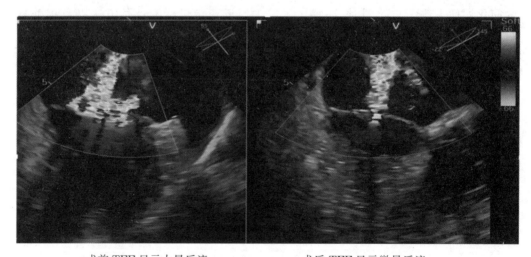

术前 TEE 显示大量反流　　　　　　术后 TEE 显示微量反流

图 2-1　术前与术后 TEE 对比

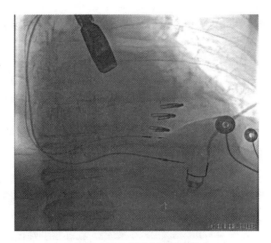

图 2-2 术后 X 线影像

3. 安装夹合器后,该如何做好围手术期抗栓管理呢?

良好的身心状态是手术顺利进行的必要因素。除了做好患者生命体征管理、积极改善心功能、做好心理沟通等各项措施外,做好围手术期抗栓管理也非常重要,在接受 TEER 治疗的患者中,抗血栓治疗包括术前和术后抗栓治疗。

应在术前停止抗凝,以便有充足的时间恢复正常凝血,一般应至少在术前 3 天停用维生素 K 拮抗剂(华法林),手术当日复查凝血谱,国际标准化比值应控制在 1.7 以下。应在术前 12 h 停用低分子量肝素。非维生素 K 拮抗剂口服抗凝药如达比加群、利伐沙班,可在手术当日停药。目前尚缺乏足够的循证医学证据指导术前抗血小板药物的应用,若患者长期使用抗血小板药物如阿司匹林、氯吡格雷,术前无须停药。如患者术前未口服抗血小板药物,是否需要双联抗血小板药物负荷仍无定论,可根据患者的实际情况而定。术后根据患者个体情况选择抗凝或抗血小板治疗。对于有抗凝指征的患者,如房颤、肺动脉栓塞或金属瓣膜置换等,应继续使用维生素 K 拮抗剂或非维生素 K 拮抗剂口服抗凝药。对于无抗凝指征的患者,目前尚缺乏大型的临床研究证据指导抗血小板药物的选择,根据既往的研究,建议使用阿司匹林联合氯吡格雷的抗血小板治疗方案,通常使用阿司匹林 100 mg/d+氯吡格雷 75 mg/d,1~3 个月,然后改为阿司匹林或氯吡格雷单抗治疗,终身服用。

该患者有房颤病史,左心房明显扩大(67 mm),导管消融治疗成功率低,因此长期服用艾多沙班,仅于手术当日停药 1 次。患者未长期服用抗血小板药物,且出现了术后并发症,因此术后继续服用艾多沙班,未增加其他抗栓药物。

4. **TEER 术后常见并发症有哪些？该如何处理？患者术后突然出现低血压的原因是什么？**

TEER 术后常见并发症包括心包积液/心包填塞、血栓栓塞事件、夹合器单叶脱位、夹合器脱落相关栓塞、二尖瓣狭窄、二尖瓣瓣叶损伤、医源性房间隔分流以及血管并发症等。TEER 术后常见并发症及处理策略详见表 2-2。

表 2-2　TEER 术后常见并发症及处理策略

并发症	处 理 策 略
心包积液/心包填塞	TEE 指导下其发生率降低至 0～0.5%；特殊患者如房间隔显著增厚或非常松软、外科缝合或修补术后、胸廓畸形等增加房间隔穿刺难度；如在术中出现新发心包积液，应立即检测 ACT，暂停抗凝，寻找原因，明确是否存在心脏结构损伤并及时处理；如出现心包填塞，需要行心包穿刺引流，稳定血流动力学，明确原因后积极处理
血栓栓塞事件	通过术中监测 ACT 并维持在 250～300 s，不断冲洗输送系统等方式，尽可能降低相关血栓栓塞的发生；术中 TEE 发现急性血栓形成时，须强化抗凝
器械相关并发症——夹合器单叶脱位	经超声心动图(TTE 或 TEE)可观察到夹合后出现新的瓣叶过度活动、3D 可观察到舒张期前后瓣间的桥接消失；夹合器单叶脱位可以发生在术中即刻(急性)、术后第 1 天(亚急性)甚至是数月之后(晚期)；目前研究显示 37% 可以保守治疗，40% 需要置入第 2 个夹合器来稳定瓣叶活动，约 22% 需要外科处理
器械相关并发症——夹合器脱落相关栓塞	在术中能通过透视和 TEE 即刻发现夹合器脱落，许多病例须外科手术将夹合器取出
二尖瓣狭窄	夹合后如果二尖瓣平均跨瓣压差>5 mmHg，可调整二尖瓣夹合方向或位置或更换器械型号；若反复尝试均无法避免时可考虑放弃 TEER
二尖瓣瓣叶损伤	包括瓣叶撕裂、穿孔以及腱索断裂等；复杂二尖瓣结构比如瓣叶钙化、交界区病变、宽大脱垂、瓣环明显扩大等是导致瓣叶损伤的重要原因；术中调整夹合器的轴向和位置时尽量在左心房完成，避免夹合器送入心室后轴向变化明显，造成腱索缠绕或对腱索组织造成损伤；对于交界区病变，在 X-plane 工作切面引导下将夹合器缓慢送入左心室，夹合器关闭成小角度(0°～60°)为宜，夹合器到达瓣膜平面以下，避免进入过深而缠绕或损伤腱索等瓣下结构；在左心室打开夹合器 120°，观察轴向和位置，仅做微调，如需较大调整，将夹合器翻转拉回左心房或"伸直"重新调整；发生腱索缠绕时，微调夹合器轴向或翻转夹合器尝试解开，腱索断裂时可通过置入夹合器减少二尖瓣反流，稳定瓣叶活动，但出现腱索缠绕造成夹合困难、严重瓣叶撕裂、瓣叶穿孔时，则需要外科干预
医源性房间隔分流	房间隔分流发生率较高，为 24%～50%；部分研究显示，房间隔分流可导致病死率增加；但亦有研究显示，肺循环血流量：体循环血流量(Qp：Qs)<1.5 对长期预后无显著影响
TEE 食管探头相关并发症	轻度口咽部出血最常见，一项大规模研究显示，该并发症与手术时间较长相关，故可进行相关干预

续　表

并发症	处　理　策　略
血管并发症	主要包括假性动脉瘤、动静脉瘘、血肿、腹膜后出血、血栓形成、血管破裂/穿孔等；严重的血管并发症须手术干预治疗，采用血管超声引导穿刺可有效减少血管损伤
其他并发症	心内膜炎、气体栓塞、急性肾功能不全、心脏起搏器导线脱位等罕见，处理同一般心导管术

注　ACT：活化凝血时间。

　　TEER 采用股静脉入路，其血管并发症较动脉入路少，但由于需要使用 24 F 大血管鞘，在鞘管推进过程中产生的局部压力也可能损伤血管，尤其是血管扭曲或钙化的患者。超声指引下穿刺、8 字形缝合、使用 ProGlide 血管缝合器都是避免血管并发症的有效方法。一旦发生局部出血，可通过缝合血管或必要时行外科手术解决，并加强补液，必要时可输血。

　　该患者血压下降时，腹股沟穿刺处柔软，无出血表现，再次观察术中 X 线影像，发现临时起搏器电极在通过畸形狭窄的髂静脉时损伤血管，影像中有轻微造影剂滞留情况，初步怀疑这是导致患者血压下降的原因。予以急查上、下腹部 CT，结果显示盆腔、腹膜后及左肾周围存在较多积血，证实为血管并发症。遵医嘱予以输注红细胞悬液、冷沉淀凝血因子、凝血酶原复合物等止血及维持脏器支持治疗。术后第 2 天，血常规提示血红蛋白 99.00 g/L，术后第 4 天血常规提示血红蛋白 120.00 g/L，患者一般情况符合转入普通病房的标准。

参 考 文 献

［1］ OTTO C M, NISHIMURA R A, BONOW R O, et al. 2020 ACC/AHA guideline for the management of patients with valvular heart disease: A report of the American College of Cardiology/American Heart Association Joint Committee on clinical practice guidelines ［J］. Circulation, 2021,143(5):e72 - e227.

［2］ VAHANIAN A, BEYERSDORF F, PRAZ F, et al. 2021 ESC/EACTS guidelines for the management of valvular heart disease ［J］. Eur Heart J, 2022,43(7):561 - 632.

［3］ 中华医学会心血管病学分会. 经导管二尖瓣缘对缘修复术的中国专家共识［J］. 中华心血管病杂志,2022,50(9):853 - 863.

［4］ 中国医师协会超声分会超声心动图专业委员会,中国医师协会心血管内科医师分会结构性心脏病学组. 二尖瓣经导管缘对缘修复的超声心动图操作规范中国专家共识［J］. 中国介入心脏病学杂志,2022,30(10):721 - 733.

［5］ 中国医师协会心血管内科医师分会结构性心脏病学组,亚太结构性心脏病俱乐部. 中国经导管二尖瓣缘对缘修复术临床路径(2022 版)精简版［J］. 中国循环杂志,2023,38(3):272 - 283.

［6］ 潘文志,龙愉良,周达新,等. 经导管缘对缘修复:定义、分类及技术更新［J］. 中国介入心脏病学杂志,2022,30(6):440 - 444.

［7］ 程继芳,朱霞,姜声波,等. 应用 DragonFlyTM 行经导管二尖瓣缘对缘修复术患者的护理［J］. 护理学杂志,2022,37(24):26 - 29.

病例 3 急性心肌梗死合并心力衰竭

急性心肌梗死（acute myocardial infarction, AMI）是由于不稳定冠状动脉粥样硬化斑块破裂、血栓形成，引起急性心肌缺血的临床综合征。临床表现为持久的胸骨后剧烈疼痛、压迫感、濒死感以及出汗等症状，心电图进行性改变和心肌酶谱增高。随着经皮冠状动脉介入术（percutaneous coronary intervention, PCI）的不断普及，AMI 患者住院病死率明显降低。然而，AMI 导致的心力衰竭发病率却不断增高，死亡风险显著增加。目前，国内外研究综述了 AMI 后心力衰竭的最新诊断和治疗进展，进一步推动心肌梗死后心力衰竭的规范化管理和治疗，使患者结局得到一定改善。

病例简介

患者,男,75 岁,因"反复阵发性胸闷、胸痛 5 年,加重 7 h,伴出汗,口服硝酸甘油不能缓解",于 2023 年 6 月 6 日转至我院急诊。心电图检查提示:急性下壁心肌梗死。患者入院时的生命体征:体温 36.5 ℃,心率 115 次/分,呼吸 29 次/分,血压 164/84 mmHg,血氧饱和度 84%。实验室检查示:氨基末端脑利钠肽前体(N-terminal pro-B type natriuretic peptide, NT - proBNP)15 641.0 pg/ml;C 反应蛋白(C reactive protein, CRP)98.3 mg/L;心肌肌钙蛋白 I(cardiac troponin I, cTnI):>27.18 ng/ml,肌酸激酶同工酶(creatine kinase isoenzyme, CK - MB)含量 74.50 ng/ml,肌红蛋白 184.3 ng/ml,均明显升高。

患者主要诊断为:急性下壁心肌梗死,Killip Ⅱ级。行急诊冠状动脉造影提示:左主干管壁欠光滑;左前降支近段完全闭塞,可见同侧侧枝;左回旋支为弥漫性病变,远段三分叉病变,主支 99% 次全闭塞,血流 TIMI 1 级,钝缘支 70%～80% 狭窄。予左回旋支行球囊扩张术,血流恢复至 TIMI 3 级。术后患者转入 CCU 予以抗血小板、降脂稳定斑块、抗心肌重塑等对症治疗,完善各项检查。给予低流量吸氧,严密监测生命体征及心电图的变化,保证患者充足休息。

入 CCU 第 1 天,患者急行冠状动脉造影,术后出现胸闷、气促,不能平卧,血压 87/60 mmHg,心率 105 次/分,指脉氧 89%,双肺可闻及湿啰音,考虑心肌梗死后心功能不全,立即予以面罩吸氧、利尿剂和血管扩张剂等治疗,改善患者的心功能。入 CCU 第 5 天,患者气促明显,稍活动后氧饱和度下降,双肺可闻及明显湿啰音,指脉氧 88%。查胸部 CT 示:心脏增大,双肺水肿伴炎症;双侧少量胸腔积液,邻近肺不张。血气分析提示:Ⅱ型呼吸衰竭,予无创呼吸机辅助呼吸。给予甲泼尼龙、新活素等对症治疗联合抗感染,其余治疗同前。入 CCU 第 7 天,患者仍主诉胸闷、气促、咳嗽。胸部 CT 及床旁超声示:肺部积水,双侧较多胸腔积液。行双侧胸腔穿刺术,调整抗感染方案以及双水平气道正压通气(bilevel positive airway pressure ventilation, BiPAP)呼吸机参数;补充白蛋白,维持水、电解质平衡。入 CCU 第 13 天,复查胸部 CT,评估胸腔积液量少,拔除胸管。入 CCU 第 17 天,血气指标良好,遵医嘱予停用 BiPAP 呼吸机,改为双腔鼻导管吸氧。入 CCU 第 21 天,转入心血管内科普通病房继续治疗;入院第 27 天,患者出院,定期门诊随访。

病例知识点

① AMI 急救的"黄金 120 分钟"。

② AMI 后心力衰竭的发生机制。

③ AMI 后心力衰竭的症状及分类。

④ AMI 后心力衰竭的诊断及"新四联"疗法。

⑤ AMI 后心力衰竭的机械通气治疗。

 病例解析

1. AMI 患者该如何进行快速急救？需要闯哪三道关？

对 AMI，强调及早发现、及早治疗，把握好心肌梗死急救的"黄金 120 分钟"。AMI 急救成功的三道关卡：①第一道关，也是最关键的一关。有心肌梗死危险因素的患者，出现胸痛等心肌梗死症状时，应立刻停止任何活动，马上舌下含服 1 片硝酸甘油，并立即拨打 120 急救电话。②第二道关，指急救中心迅速出动救护车，将患者快速运往有相关救治能力的医院。③第三道关，患者来到医院后，急诊科、心脏科等相关专科医生迅速诊治，争取在发病 120 min 内让患者接受再灌注治疗。心肌梗死的治疗原则是早期、快速并完全地开通梗死相关动脉(infarct related artery，IRA)，尽量缩短心肌缺血总时间，维持心脏功能，挽救濒死的心肌，防止梗死面积扩大，缩小心肌缺血范围，及时处理各种并发症，防止猝死。

心肌梗死的再灌注治疗：起病 3～6 h，最多在 12 h 内，开通 IRA，使心肌得到再灌注，挽救濒临坏死的心肌或缩小心肌梗死的范围，减轻梗死后心肌重塑，是 ST 段抬高型急性心肌梗死(ST-elevation myocardial infarction，STEMI)最重要的治疗措施之一。因而,倡导建立区域性 STEMI 网络管理系统,通过高效的院前急救系统进行联系,由区域网络内不同单位之间协作,制订最优化的再灌注治疗方案。

再灌注策略选择:①经救护车收治且入院前已确诊为 STEMI 的患者,若 120 min 内能转运至胸痛中心,首次医疗接触(first medical contact,FMC)至导丝通过 IRA 时间<120 min,应首选直接 PCI。②经救护车收治,若 120 min 内不能转运至胸痛中心,最好于入院前在救护车上开始溶栓治疗,根据溶栓是否成功,行补救性 PCI(溶栓失败者)或常规冠状动脉造影(溶栓成功者)。③患者自行就诊于可行直接 PCI 的医院,应在 FMC 后 90 min 内完成直接 PCI。再灌注治疗时间窗内,对于发病<3 h 的 STEMI,直接 PCI 与溶栓治疗同效;发病 3~12 h,直接 PCI 优于溶栓治疗,优选直接 PCI。溶栓成功的患者应在溶栓后 2~24 h 内常规行冠状动脉造影,如果有明显残余狭窄者行 PCI。溶栓失败的患者应立即行紧急补救 PCI。

该患者发病后 7 h 入院,心电图检查示:急性下壁心肌梗死;实验室血清学检查:NT - proBNP 15 641.0 pg/ml;cTnI>27.18 ng/ml,CK - MB 含量 74.50 ng/ml,肌红蛋白 184.3 ng/ml,心肌梗死三联指标均明显升高;故应首选直接 PCI 使心肌得到再灌注,术后予转入 CCU 继续治疗。

2. 患者 AMI 后为什么会出现心力衰竭症状?

心力衰竭是心脏结构和(或)功能异常导致静息或负荷时心排血量减少和(或)心腔内压力增高,从而引起组织器官灌注不足的一组临床综合征。心肌梗死后心力衰竭为 AMI 后在住院期间或出院后出现的心力衰竭。心肌梗死患者中约有 25% 在出院后 1 年内出现心力衰竭,死亡风险大幅升高,预后较差。心肌梗死后心力衰竭的发病机制主要有以下几方面:

(1)心肌细胞坏死:心肌梗死时由于长时间血流中断出现细胞损伤,释放出肌钙蛋白、肌红蛋白、乳酸脱氢酶等因子;细胞内升高的炎症因子、氧化应激等可进一步启动坏死和凋亡程序,导致心肌细胞数量减少。由于心肌细胞的不可再生性,成纤维细胞将替代损伤的心肌细胞,导致心功能下降,并逐步发展为心力衰竭。

(2)心脏重构:由于心肌细胞内、细胞外成分在各种因素的调节下导致心脏结构和顺应性改变而造成射血和(或)舒张功能降低的一个过程,是心肌梗死后必然发生的病理过程,可长期存在。心脏损伤后,炎症、氧化应激、微血管内皮功能紊乱、微小核糖核酸可导致心肌细胞发生肥大、坏死和凋亡,以及细胞外基质形成,降低了心肌顺应性。

(3)神经内分泌激活:心力衰竭时交感神经系统、肾素-血管紧张素系统过度激活,利钠肽系统功能减弱。心肌梗死后心功能下降，可刺激心肌细胞合成并释放大量B型钠尿肽(B-type natriuretic peptide, BNP)，在抑制交感神经系统/肾素-血管紧张素系统过度激活的同时也扩张血管，降低心脏前、后负荷。在心力衰竭失代偿期，BNP分泌严重不足，难以拮抗心功能恶化。

（4）免疫炎症反应：心肌梗死后免疫系统被激活，导致单核细胞、巨噬细胞、T细胞、树突状细胞等释放大量炎症因子，引起促炎与抗炎平衡被打破。这些炎症物质可进一步导致线粒体损伤、细胞凋亡以及增加胞外基质形成，引起心肌顺应性的下降，加重心功能损害。

（5）其他：再灌注损伤、造影剂超负荷、心肌内出血、乳头肌功能失调、室壁瘤形成、心脏破裂等也参与心力衰竭的发生过程。

该患者发病时间较长，术后出现胸闷、气促等一系列症状，及时完善各项检查（超声心动图、心电图、血常规、凝血常规、心肌酶检查等），予以抗血小板、降脂稳定斑块、抗心肌重塑等对症治疗，并给予低流量吸氧，严密监测生命体征及心电图的变化，保证患者充足休息，预防心肌梗死后相关并发症的发生。

3. 心肌梗死后心力衰竭的症状有哪些？该如何进行分类？

1）心肌梗死后心力衰竭的症状

患者具有明确的心肌梗死病史，之后逐渐出现不同程度的心力衰竭症状。症状典型的患者可表现为胸闷、乏力、气促以及不同程度的呼吸困难；部分患者可表现为咳嗽、咳痰、少尿、腹胀、恶心、呕吐等。查体时可有心脏杂音、肺部湿啰音、颈静脉怒张、肝颈静脉回流征阳性、下肢水肿等体征。

2）心肌梗死后心力衰竭的分类

（1）根据心力衰竭发生的时间，可分为早发心肌梗死后心力衰竭（心肌梗死患者入院时即存在或住院期间出现的心力衰竭）和晚发心肌梗死后心力衰竭（出院后出现的心力衰竭）。

（2）按照起病缓急，可分为心肌梗死后急性心力衰竭和心肌梗死后慢性心力衰竭。

（3）根据梗死的部位和范围的不同，急性心力衰竭又可分为急性左心力衰竭、急性右心力衰竭、急性全心力衰竭。

（4）根据左室射血分数(left ventricular ejection fraction, LVEF)，心肌梗死后心力衰竭可分为射血分数出现下降的心力衰竭(heart failure with reduced ejection fraction, HFrEF)(LVEF<40%)、射血分数轻度降低的心力衰竭(heart failure with mildly reduced ejection fraction, HFmrEF)(LVEF 40%～49%)以及射血分数保留的心力衰竭(heart failure with preserved ejection fraction, HFpEF)(LVEF≥50%),见表3-1。

表3-1　心肌梗死后心力衰竭按照左室射血分数(LVEF)的分类和诊断标准

诊断标准	心力衰竭类型		
	HFrEF	HFmrEF	HFpEF
1	心肌梗死病史	心肌梗死病史	心肌梗死病史
2	心力衰竭症状和(或)体征	心力衰竭症状和(或)体征	心力衰竭症状和(或)体征
3	LVEF＜40%	LVEF 40%～49%	LVEF≥50%
4	除外其他病因导致的心力衰竭	利钠肽升高,并符合以下至少一项:①左心室肥厚和(或)左心房扩大;②心脏舒张功能异常	利钠肽升高,并符合以下至少一项:①左心室肥厚和(或)左心房扩大;②心脏舒张功能异常
5	无	除外其他病因导致的心力衰竭	除外其他病因导致的心力衰竭

　　该患者进入CCU后出现胸闷、气促,不能平卧,血氧饱和度下降,超声心动图示:左心增大,LVEF 38%;结合相关检查可判定患者属于射血分数出现下降的心肌梗死后心力衰竭,嘱患者卧床休息,持续吸氧,并予以改善心功能的相关治疗。

 心肌梗死后心力衰竭患者,护士应如何进行临床鉴别诊断?

　　STEMI后心力衰竭的诊断:首先要明确心肌梗死病史或明确影像学证据支持心肌梗死的存在;其次,根据症状、体征、利钠肽检测、X线胸片和超声心动图明确心力衰竭的存在。

　　(1) 实验室检查:BNP、NT-proBNP作为心力衰竭诊断标志物,可反映心力衰竭时心肌张力,对心力衰竭的诊断和发展具有重要价值,且与心肌梗死后心力衰竭的短期死亡风险增加有关。指南推荐所有心力衰竭患者进行BNP或NT-proBNP检测,用于心力衰竭的诊断、鉴别诊断及病情严重程度评估。一般情况下,BNP＜100 ng/L、NT-proBNP＜300 ng/L时可排除急性心力衰竭,BNP＜35 ng/L、NT-proBNP＜125 ng/L时可排除慢性心力衰竭。

　　(2) 超声心动图:评估心脏结构和功能的首选方法,可提供房室容量、两个心室的收缩和舒张功能、室壁厚度、瓣膜功能和肺动脉高压等信息。

　　(3) 胸片:对于急性心力衰竭或者慢性心力衰竭失代偿期,胸片可表现为肺淤血、肺水肿、胸腔积液、心脏扩大等情况,可反映出心力衰竭的进展和严重程度。

(4)心电图:心肌梗死后心力衰竭的心电图一般存在异常,如出现心肌梗死后 Q 波、ST 段的动态改变,以及合并房颤、心室高电压、QRS 波增宽等,可用于心力衰竭治疗的评估及预后判断。

(5)当通过超声心动图未能做出诊断时,心脏磁共振检查在测量心室容量和射血分数等方面具有独特优势,是较好的替代影像学检查方法。

患者心肌梗死后合并急性心力衰竭或慢性心力衰竭的治疗方案有何不同?

1)心肌梗死后急性心力衰竭的治疗

(1)治疗目标:稳定血流动力学状态,纠正低氧,缓解心力衰竭症状,维护脏器灌注和功能,同时应重视改善患者的生活质量及短期和远期预后。

(2)治疗方案:进行严密心电监测、选择合适的体位,药物治疗上首选袢利尿剂减轻心脏负担;如果组织器官低灌注可考虑使用正性肌力药物,如 β 受体激动剂、洋地黄类药物、磷酸二酯酶抑制剂等。心肌梗死后急性期的 24 h 内谨慎使用正性肌力药物。左西孟旦可改善 PCI 后合并心力衰竭的 STEMI 患者的心肌收缩力,不增加心律失常风险。在有效补充血容量的基础上,若血压仍急剧下降或出现低灌注,建议使用缩血管药物暂时提升血压,一旦症状缓解立即减量乃至停用。对伴发急性肺水肿者主要采取氧疗、利尿剂和血管扩张剂、重组人脑利钠肽等治疗。

2)心肌梗死后慢性心力衰竭的治疗

新近指南推荐,所有 HFrEF 患者应尽早启用"新四联"药物治疗,不强调用药先后顺序,而是逐步递增剂量至目标剂量或患者最大耐受剂量。心肌梗死后合并心力衰竭的"新四联"法药物治疗包括:

(1)血管紧张素受体-脑啡肽酶抑制剂(ARNI):沙库巴曲缬沙坦是首个 ARNI 类药物。急性心力衰竭患者在血流动力学相对稳定后早期启用沙库巴曲缬沙坦治疗有较好的可行性和安全性。

(2)钠-葡萄糖共转运蛋白 2 抑制剂:2021 年《欧洲心脏病学会心力衰竭指南》基于循证医学证据,将心力衰竭的基础药物治疗由"金三角"更新为"新四联",即在传统三联治疗的基础上增加钠-葡萄糖共转运蛋白 2 抑制剂。该类药作为一种新型降糖药,具有明显的心血管获益。研究显示,对于 HFrEF 患者,应用达格列净可显著降低主要终点事件、全因死亡和心血管死亡风险。

（3）β受体阻滞剂：除非存在禁忌，所有心肌梗死后心力衰竭患者均应接受β受体阻滞剂治疗。对 LVEF<40% 的 HFrEF 患者，β受体阻滞剂一般应从小剂量开始，每2~4周递增，直至达到目标剂量或最大耐受剂量。目前，美托洛尔、比索洛尔和卡维地洛是三种获得指南推荐的用于心力衰竭治疗的药物，可降低心力衰竭患者病死率和（或）住院率。

（4）醛固酮受体拮抗剂：常用的醛固酮拮抗剂有依普利酮和螺内酯。

该患者心肌梗死后实验室检查 Pro - BNP 显著升高；超声心动图提示：左心增大，室壁收缩减弱，LVEF 38%；胸部 CT 提示：肺部积水，双侧较多胸腔积液，邻近肺不张。结合临床症状可判定患者属于心肌梗死后心力衰竭，嘱患者卧床休息，持续吸氧，并予以沙库巴曲缬沙坦＋达格列净改善心功能、美托洛尔减慢心室率、螺内酯＋托拉塞米利尿减轻心脏负荷、异山梨酯微量泵扩血管。护士需要严密观察和记录患者的体温、心率、心律、血压和尿量的变化，评估心脏再灌注情况，预防心肌梗死后相关并发症的发生。

6. 心肌梗死后心力衰竭患者为什么会使用无创通气治疗？进行无创通气治疗时应注意哪些方面？

由于急性心肌梗死后患者出现心排血量减少、动脉压降低，从而造成机体重要组织器官缺血、缺氧，造成肺部血管淤血，进而导致毛细血管通透性增加，出现肺水肿。在此过程中，患者常合并有感染发生，进一步影响其肺功能，造成通气障碍，从而引发呼吸衰竭。目前临床上对于急性心肌梗死并发心力衰竭合并呼吸衰竭的患者，多采取强心、利尿、扩张血管、镇静平喘的治疗方法，此类治疗方法虽有一定的临床效果，但对于病情进展迅速的患者来说，不能有效地加强患者的通气功能。因此，在这些治疗的基础上，结合机械通气治疗，能够有效改善患者的气体交换障碍情况，提高其血氧饱和度，从而使其各项指标平稳恢复。

机械通气主要包括无创机械通气和有创机械通气，适用于心跳、呼吸骤停进行心肺复苏的患者及合并Ⅰ型或Ⅱ型呼吸衰竭的患者。常规氧疗方法效果不满意（呼吸频率>25 次/分、血氧饱和度<90%）时，应尽早使用无创正压通气（nasal intermittent positive pressure ventilation, NIPPV）。若经积极治疗后病情仍继续恶化或不能耐受NIPPV 或存在 NIPPV 治疗禁忌证者，应及时予以气管插管，行有创机械通气。NIPPV 是指不需要侵入性或有创性的气管插管或气管切开，只是通过鼻罩、口鼻罩、全面罩或头罩等方式将患者与呼吸机相连接进行正压辅助通气的技术。主要的通气模式为持续气道正压和 BiPAP。合适的机械通气可以纠正内皮功能紊乱，改善氧合状

况,改善冠状动脉供血,增加心肌供氧量,改善心功能,降低气管插管率,缓解临床症状。目前无创正压通气被广泛应用于多种原因引起的呼吸衰竭的治疗。

BiPAP 是最常用的无创呼吸机通气模式,该治疗方法易导致患者出现胃肠胀气、结膜炎、排痰障碍等情况。因此,在 BiPAP 期间:①须保持患者呼吸道通畅,指导患者尽量用鼻吸气,吸气时要把嘴闭上,防止造成胃肠胀气;②根据患者的面部形状选择大小合适的面罩,防止面罩漏气造成结膜炎;③为患者鼻面部皮肤进行敷料保护,减轻局部压迫感,同时调整好面罩松紧度,定时为患者进行局部按摩,防止出现压伤或者擦伤等;④密切观察患者的呼吸情况,使用湿化器对患者的气道进行湿润,防止患者出现呼吸道干燥。定时翻身、拍背,促进痰液排出。

该患者入 CCU 后胸闷气促症状明显,稍活动后血氧饱和度下降,双肺可闻及明显湿啰音,查胸部 CT 示:心脏增大,双肺水肿伴炎症,双侧胸腔积液,邻近肺不张;血气分析结果(pH 值 7.24,PO_2 64 mmHg,PCO_2 103.8 mmHg),诊断为 II 型呼吸衰竭。遵医嘱予 BiPAP 呼吸机辅助通气,S/T 模式,吸气相压力:18 cmH_2O,呼气相压力:6 cmH_2O,频率 14 次/分,人机合拍。行双侧胸腔穿刺术,每天观察引流液的颜色、性状和量,实时调整抗感染方案以及 BiPAP 呼吸机参数;补充白蛋白以进行营养支持,维持水、电解质平衡。

参 考 文 献

［1］中华医学会心血管病学分会,中华心血管病杂志编辑委员会.急性 ST 段抬高型心肌梗死诊断和治疗指南(2019)[J].中华心血管病杂志,2019,47(10):766-783.

［2］BAHIT M C, KOCHAR A, GRANGER C B. Post-myocardial infarction heart failure [J]. JACC Heart Fail, 2018,6(3):179-186.

［3］ROGERS C, BUSH N. Heart failure: pathophysiology, diagnosis, medical treatment guidelines, and nursing management [J]. Nurs Clin North Am, 2015,50(4):787-799.

［4］JERING K S, CLAGGETT B, PFEFFER M A, et al. Prospective ARNI vs. ACE inhibitor trial to DetermIne Superiority in reducing heart failure Events after Myocardial Infarction (PARADISE-MI): design and baseline characteristics [J]. Eur J Heart Fail, 2021,23(6):1040-1048.

［5］NÄGELE M P, FLAMMER A J. Heart failure after right ventricular myocardial infarction [J]. Curr Heart Fail Rep, 2022,19(6):375-385.

［6］ZHU Y, ZHANG J L, YAN X J, et al. Effect of dapagliflozin on the prognosis of patients with acute myocardial infarction undergoing percutaneous coronary intervention [J]. Cardiovasc Diabetol, 2022,21(1):186.

［7］DEL BUONO M G, MORONI F, MONTONE R A, et al. Ischemic cardiomyopathy and heart failure after acute myocardial infarction [J]. Curr Cardiol Rep, 2022,24(10):1505-1515.

［8］中国医师协会心血管内科医师分会,中国心血管健康联盟,心肌梗死后心力衰竭防治专家共识工作组.2020 心肌梗死后心力衰竭防治专家共识[J].中国循环杂志,2020,35(12):1166-1180.

病例 4 术中爆发恶性高热

恶性高热(malignant hyperthermia)是一种少见的急性、致命性的常染色体显性遗传代谢性疾病,多在使用吸入性全身麻醉药、去极化肌松药(如琥珀酰胆碱)及钙通道阻滞药后诱发,它是骨骼肌细胞的钙离子调节障碍导致的细胞内钙离子水平异常升高引起一系列高代谢症候群,可以分为爆发型、咬肌痉挛型、延迟发作型、单纯横纹肌溶解型。其中爆发型恶性高热具有典型的临床表现,即突然发生的高碳酸血症(呼气末二氧化碳分压持续升高)、高钾血症、心动过速、严重缺氧和酸中毒(呼吸性和代谢性)、体温急剧升高和肌肉僵硬,多数患者在数小时内死于顽固性心律失常和循环衰竭。在发病的 24~36 h 内,上述症状可能再次发作,若无特异性治疗药物,一般降温和治疗措施很难有效控制病情,最终患者可因多器官功能衰竭而死亡。据国外文献报道,儿童恶性高热发病率为 1/15 000,成人恶性高热发病率为 1/50 000,恶性高热在儿童中的发病率高于成人,在男性中的发病率高于女性,在先天性疾病如特发性脊柱侧弯、斜视、腹股沟疝、上睑下垂、脐疝等患者人群中比较多见。恶性高热的首要治疗原则是逆转恶性高热,其次是治疗恶性高热的并发症。逆转恶性高热应同时采用消除触发因素、应用丹曲林、降温三种方法。及时发现、快速救治和正确护理是降低患者病死率、控制严重并发症的重要措施。

病例简介

患者，男，29 岁，已婚后未避孕未育 2 年。精液常规提示精液参数异常，体检示左侧精索静脉曲张、尿道下裂，于 2020 年 12 月 4 日行手术治疗。13:35 采用静脉麻醉诱导，喉罩通气、静吸复合全身麻醉，插管顺利，予地氟烷、瑞芬太尼维持用药，给药后患者出现肌肉震颤明显，双手屈曲上抬，无咬肌痉挛。14:10 开始呼气末二氧化碳分压 (partial pressure of end-tidal carbon dioxide，$PetCO_2$) 缓慢升高。14:29 第一次报警 $PetCO_2$ 过高，为 50 mmHg。14:43 $PetCO_2$ 高达 55 mmHg。14:50 $PetCO_2$ 高达 67 mmHg，立即测体温为 37.3 ℃，怀疑为肌源性二氧化碳潴留，立即手动通气，关地氟烷挥发罐，调整呼吸机参数，改为全凭静脉麻醉，将喉罩更换为气管导管插管，行左侧桡动脉穿刺进行有创血压监测，予右侧颈内静脉穿刺建立中心静脉，血气 pH 值为 7.24，为本病例的 pH 最低值。14:54 $PetCO_2$ 上升至 69 mmHg，15:00 上升至 99 mmHg，6 min 内上升 30 mmHg，怀疑为恶性高热，立即结束手术，召集外科医生、护理部、麻醉科相关人员，监测患者鼻温及尿量，启动物理降温，予冰盐水进行静脉滴注，同时予冰帽、酒精擦浴、冰敷料湿敷，呼吸机继续大通气量排二氧化碳。予呋塞米 20 mg 静脉推注，甲泼尼龙 40 mg 静脉推注。15:10 患者鼻温为 38.9 ℃，为本病例体温的峰值。15:15 血气 pH 值为 7.28，$PaCO_2$ 为 58.3 mmHg，这两项指标均有所改善。16:18 取消所有降温措施。16:25 重新调整呼吸机参数。17:00 患者恢复意识，拔除气管插管，入麻醉后监测治疗室 (post-anesthesia care unit，PACU)。患者高热阶段心率维持在 100～110 次/分，16:30 查静脉血提示 CK - MB 为 9.6 ng/ml，肌红蛋白＞3 948.0 ng/ml，肌酸激酶 (creatine phosphokinase，CPK) ＞1 600.0 U/L，肌酐 102.3 μmol/L。17:20 患者主诉生殖器疼痛，情绪激动，胸腹部红色斑片样皮疹，2 min 后自行消失，查 12 导联心电图，完全性右束支传导阻滞，窦性心律，心率 101 次/分，横纹肌溶解 (＋)，肌红蛋白尿 (＋)。20:00 静脉血报告提示 CK - MB 为 14.0 ng/ml，肌红蛋白＞2 174 ng/ml，CPK＞1 600.0 U/L，肌酐 85.6 μmol/L，K^+ 3.34 mmol/L。20:30 测体温为 37.4 ℃。20:40 测体温为 37.5 ℃，怀疑体温再次上升，予丹曲林治疗，初始剂量 120 mg 静脉泵入，30 min 用完，此时患者主诉轻度头晕，后予丹曲林 10 mg/h 静脉泵入，持续至第 2 天 15:00；予右美托咪定 0.5 ug/(kg·min) 镇静治疗，予水化治疗使患者尿量维持在 200～300 ml/h，同时予 $NaHCO_3$ 20 ml/h 碱化尿液，予 KCl 0.5 g/h 静脉泵注直至血气结果正常,同时每 30 分钟监测 1 次体温,每 2 h 监测 1 次血气、凝血和血常规指标,每 6 h 监测 1 次生化和电解质指标。24:00 静脉血提示 CK-MB 12.5 ng/ml,肌红蛋白>653.2 ng/ml,CPK 6 151.0 U/L,K^+ 4.42 mmol/L,停止补钾。

12 月 5 日 1:45 患者转入 ICU 继续治疗,12 月 8 日 12:00 患者神志清楚,精神状态良好,>24 h 无发热症状,转入普通病房继续治疗,于术后第 9 天出院。

病例知识点

① 尿道下裂。

② 恶性高热的诊断。

③ 恶性高热的急救处理。

④ 低温(4 ℃)生理盐水持续灌洗的管理。

⑤ 恶性高热并发骨筋膜室综合征的急救处理。

 病例解析

1. 何为尿道下裂?

尿道下裂受多基因遗传影响,是男性最常见的先天性尿道畸形。其典型特征是尿道口向阴茎体近端移位、阴茎腹侧包皮缺损,以及阴茎弯曲。约 70% 的患者尿道口位于阴茎体的远端;30% 的患者尿道口位于阴茎体的近端,此种类型的尿道下裂一般较为复杂。尿道下裂的病因包括胚胎时期基因表达异常、母体的内分泌干扰等。尿道下裂患者易产生自卑感,影响心理健康,重度尿道下裂会影响生育功能。目前,外科手术是治疗尿道下裂的唯一手段,但手术难度较大,容易出现并发症。

该患者因婚后未避孕未育 2 年,精液常规提示精液参数异常,体检时发现尿道下裂,遂行手术治疗,术中爆发恶性高热。恶性高热是一种常染色体显性遗传代谢性疾病,尿道下裂受多基因遗传影响,二者可能存在共同的遗传变异。本例患者先天性尿道下裂,属于恶性高热的易发人群。

2. 恶性高热起病迅猛,临床诊治较为困难,病死率极高,其临床表现多隐匿,应该如何快速诊断呢?

目前,最常用的临床诊断标准为北美和欧洲采用的临床评分量表(clinical grading scale,CGS)。它根据性质将临床表现分为七大类,分别计分,每一大类仅计一个最高分。总计分在 50 分以上,临床可基本确诊为恶性高热;35~49 分,为恶性高热的可能性很大;20~34 分,为恶性高热的可能性较大;10~19 分,为恶性高热的可能性较小;小于 10 分,不可能为恶性高热(见表 4-1)。

表 4-1 恶性高热 CGS 量表评分标准

项目	指　标	分数
肌肉僵硬	全身肌肉僵硬(不包括由于体温降低和吸入麻醉苏醒期间及苏醒后即刻所导致的寒战)	15
肌溶解	静脉注射琥珀酰胆碱后咬肌痉挛	15
	静脉注射琥珀酰胆碱后肌酸激酶>20 000 IU	15
	未应用琥珀酰胆碱麻醉后肌酸激酶>10 000 IU	15
	围手术期出现肌红蛋白尿	10
	尿肌红蛋白>60 $\mu g/L$	5
	血清肌红蛋白>170 $\mu g/L$	5
	全血/血清/血浆 K^+>6 mEq/L(不包括合并肾衰竭时)	3
呼吸性酸中毒	在分钟通气量足够的情况下,呼气末 CO_2 分压>55 mmHg	15
	在通气正常的情况下,动脉血 CO_2 分压>60 mmHg	15
	在自主呼吸条件下,呼气末 CO_2 分压>60 mmHg	15
	在自主呼吸条件下,动脉血 CO_2 分压>65 mmHg	15
	异常的高碳酸血症	15
	异常的呼吸过速	10
体温升高	围手术期体温异常快速升高(需根据麻醉医生的判断)	15
	围手术期体温异常升高(>38.8℃)(需根据麻醉医生的判断)	10
心律失常	异常的心动过速	3
	室性心动过速或心室颤动	3
家族史(仅用于筛选易感者)	直系亲属中有恶性高热家族史	15
	非直系亲属中有恶性高热家族史	5

续　表

项目	指　标	分数
其他	动脉血气显示碱剩余 $<-8\,mEq/L$	10
	动脉血气显示 pH 值 <7.25	10
	静脉注射丹曲林钠后呼吸性酸中毒及代谢性酸中毒很快纠正	5
	有恶性高热家族史伴有静息状态下肌酸激酶升高	10
	有恶性高热家族史伴有以上表现的任一种	10

该患者麻醉后出现肌肉震颤，双手屈曲上抬，$PetCO_2$ 持续升高，体温上升至 38.9℃，异常心动过速，动脉血气 pH 值 <7.25，呼吸性酸中毒等，其 CGS 评分 >50 分，临床可基本确诊为恶性高热。

3. 恶性高热病情进展迅速，危害严重，一旦发生该如何紧急救治呢?

恶性高热的紧急救治主要包含三方面，首先立即停止触发药物的使用，其次应用特效药丹曲林治疗，最后进行对症处理。

首先，一旦确诊恶性高热，应当立即停止琥珀酰胆碱和挥发性吸入麻醉剂的使用，采用其他静脉麻醉药物维持麻醉状态，并尽快结束手术操作。对吸入麻醉剂诱发的恶性高热，有条件者应更换全新麻醉机和呼吸回路。但对于麻醉时间较长的患者，体内已有大量的吸入麻醉剂蓄积，即使更换麻醉机和呼吸回路，也不能迅速使患者脱离接触吸入麻剂，采用无重复吸入装置可能更为恰当。此外，在呼吸回路中接入活性炭吸附装置，可以在 2 min 内将吸入麻醉剂基本清除干净。

其次，丹曲林作为恶性高热的特效药，可抑制钙离子过度释放，但有些恶性高热在触发因素消除后进展停止，不需要使用丹曲林治疗。临床使用丹曲林时，应根据使用效果滴定给药。2020 年英国麻醉医师协会发布的《2020 年恶性高热指南》中推荐的治疗目标为：在正常通气量的情况下，$PetCO_2 <45\,mmHg$，核心体温 $<38.5℃$。儿童和成人的初始剂量均为 $2\sim3\,mg/kg$，每 5 分钟可追加 $1\,mg/kg$，直至达到治疗目标。丹曲林的不良反应较少见，其中包括肌肉乏力（22%）、静脉炎（10%）、呼吸衰竭（3%）、胃肠道不适（3%）等。国产注射型丹曲林钠于 2020 年获批，这将极大降低患者的死亡风险。丹曲林在配置时应注意用灭菌注射用水溶解，不可使用生理盐水或者葡萄糖溶液冲配，因药液呈碱性，对周围静脉有强烈刺激，应选择较粗的静脉用药。

最后，对症处理亦相当重要。对症处理主要包括快速降温、维持循环系统功能和内环境稳定，应当持续监测血气分析、电解质、肌红蛋白、心肌酶谱的动态变化，以评估病情进展和转归。在获得丹曲林困难的情况下,以物理降温为基础的综合对症支持措施极为重要,除常规体表降温外,还应当立即实施胃管、肛管和尿管置入,并同时以 4 ℃生理盐水持续灌洗。在降温幅度方面,在相关指南中推荐的治疗目标是体温＜38.5 ℃,但由于国内获得丹曲林困难,最好能将体温降至 36 ℃以下。

该患者一经疑诊为恶性高热后,即刻进行手动通气,关地氟烷挥发罐,调整呼吸机参数,改为全凭静脉麻醉;并在 $PetCO_2$ 持续上升后立即结束手术,召集外科医生、护理部、麻醉科相关人员,监测患者鼻温及尿量,启动物理降温,呼吸机继续大通气量排 CO_2,予丹曲林治疗。

4. 恶性高热紧急救治过程中,及时快速降温至关重要,低温(4 ℃)生理盐水持续灌洗是重要的降温措施,那么应如何进行低温生理盐水灌洗呢? 在灌洗过程中需要注意什么呢?

低温(4 ℃)生理盐水灌洗可实现体内降温。灌洗方法主要有经胃管、直肠灌洗以及静脉输注 4 ℃的冷盐水。其中经胃管灌洗的具体操作方法为:1 min 内经胃管快速注入,总量 10 ml/kg,放置 1 min 后吸出,可反复多次;经直肠灌洗的具体操作方法为:深度≥6 cm,以 15～20 ml/min 的速度注入总量 200～500 ml,放置 1～2 min 后放出,可反复多次,灌肠时注意灌入速度不宜过快。

快速静脉输注 4 ℃的冷盐水也可实现有效降温。生理盐水作为一种临床上为患者补液的溶液,通过为患者快速静脉注射 4 ℃的生理盐水,则能够帮助患者更快地实现体内传导散热,从而使患者体温迅速降至 38.5 ℃以下,减少脑耗氧量,并提高脑组织对缺氧和缺血问题的耐受力,减少并发症的发生。

共识建议 60 min 内输注 25 ml/kg 或总量 1000～1500 ml 的 4 ℃生理盐水。该方法的关键是保持较快的输注速度,否则达不到降温效果。同时应注意监测核心体温,在降温过程中,密切监测患者的体温、心率、心律、寒战、抽搐及凝血功能情况。出现如下情况考虑存在不良反应:心率＜60 次/分,室性心动过速、心室颤动、房性心动过速、房颤、传导阻滞等恶性心律失常,治疗 4 h 后凝血酶原时间(prothrombin time, PT)较入院时延长 10 s。如出现心搏骤停予心肺复苏抢救,对心律失常者予使用抗心律失常药或电复律,对寒战、抽搐者予使用镇静药,对 PT 延长者予输注血浆。

该患者出现肌肉震颤明显,双手屈曲上抬,$PetCO_2$ 持续升高,6 min 内上升 30 mmHg,体温由 37.3 ℃上升至 38.9 ℃,怀疑为恶性高热。遂立即停止手术,监测患者鼻温及尿量,启动物理降温,予冰盐水进行静脉滴注,同时予冰帽、酒精擦浴、冰敷料湿敷,呼吸机继续大通气量排二氧化碳。在降温过程中,密切监测患者体温、心率、心律、寒战、抽搐情况及各项生化指标,适时停止使用冰盐水、冰帽,撤除四肢及腹部冰敷。

5. 恶性高热患者常出现肌红蛋白尿,出现肌红蛋白尿的患者应警惕发生骨筋膜室综合征,那么如何判断患者是否出现骨筋膜室综合征? 出现骨筋膜室综合征需要如何紧急处理呢?

骨筋膜室综合征是指由骨、骨间膜、肌间隔和深筋膜形成的筋膜室内肌肉、神经等组织因急性缺血、缺氧而引起的一系列临床综合征。若不能及早发现和及时处理,易导致患者出现肢体永久性功能性障碍或截肢。

恶性高热患者常出现肌红蛋白尿。《2020 年恶性高热指南》中指出,除常规监测外,应对恶性高热患者行核心体温监测和有创动脉血压监测,并定期监测患者的以下指标:血气分析、生化指标、凝血功能指标、红细胞压积和血小板计数。还应置入导尿管,监测尿量、尿液的酸碱度和肌红蛋白尿。该指南指出,任何出现肌红蛋白尿的患者都应警惕出现骨筋膜室综合征。肌酸激酶水平在恶性高热后 24 h 内可能不会达到峰值。因此,骨筋膜室综合征的主要监测手段是临床观察。当清醒的患者主诉疼痛时,应考虑骨筋膜室综合征;对于镇静状态下的患者,应定期评估肢体肿胀度、肌肉柔软度和外周脉搏或外周血氧饱和度。在缺血早期,受累筋膜室充盈、膨胀,患处皮肤肿胀,皮温稍高,触诊可感到室内张力增高,亦可表现为早期水泡。早期升高的筋膜室压力不足以压迫动脉造成肢体缺血,此时患者皮肤潮红,患肢远端脉搏仍可触及搏动但比健侧减弱,随着缺血的持续存在,患肢组织肿胀加重。随着筋膜室压力的增加,患肢动脉受压,血流灌注减少,患肢皮肤苍白、发绀,甚至出现大理石花斑。

骨筋膜室综合征的治疗方法是筋膜切开术。指南建议对于已确诊的骨筋膜室综合征患者,应立即行骨筋膜室彻底切开减压术,建议在 6~8 h 内彻底减压,最迟不能超过 12 h。可于床边在确保洁净消毒、铺巾的情况下行骨筋膜室切开减压术。切口需足够长,最好涵盖整个筋膜室纵轴长度,同时避免损伤重要的血管和神经。

对筋膜切开术伤口应予以妥善包扎,每 30 分钟通过症状、体征等评估复发的可能性,且应至少持续 24 h;术后的创面一般在术后 1~2 周(即肢体肿胀消除后)进行延期手术缝合为佳。

该患者主诉生殖器疼痛,情绪激动,横纹肌溶解(+),肌红蛋白尿(+)。予右美托咪定 0.5 μg/(kg·min)镇静治疗,予水化治疗使患者尿量维持在 200~300 ml/h,同时予 NaHCO₃ 20 ml/h 碱化尿液,每 30 分钟监测 1 次体温,每 2 h 监测 1 次血气、心肌损伤标志物、凝血功能、血常规指标,每 6 h 监测 1 次生化和电解质指标。密切观察患者有无肢体肿胀、评估肌肉柔软度、监测外周脉搏和外周血氧饱和度,及时早期发现发生骨筋膜室综合征的危险。本病例中患者最终未发生骨筋膜室综合征。

参 考 文 献

［1］中华医学会麻醉学分会骨科麻醉学组.中国防治恶性高热专家共识［J］.中华医学杂志,2018,98(38):3052-3059.

［2］杜海明,韩永正,李正迁,等.中国恶性高热防治专家共识解读暨国产注射用丹曲林钠临床使用研讨会纪要［J］.麻醉安全与质控,2021,5(2):62.

［3］唐轶珣,孔高茵.2020 年英国麻醉医师协会恶性高热指南解读［J］.实用休克杂志(中英文),2021,5(1):51-52+55.

［4］安晓燕,王巧桂,邱勇,等.青少年脊柱侧凸患者后路矫形术中并发恶性高热的抢救与护理［J］.实用临床护理学电子杂志,2018,3(5):121-122.

［5］全军热射病防治专家组,全军重症医学专业委员会.中国热射病诊断与治疗专家共识［J］.解放军医学杂志,2019,44(3):181-196.

［6］张志勇.观察 4℃生理盐水快速静脉滴注降温治疗急诊热射病的临床效果［J］.饮食保健,2020(42):11.

［7］中华医学会骨科学分会外固定与肢体重建学组,中国医师协会创伤外科医师分会创伤感染专业委员会,中国医师协会骨科医师分会创伤专家工作委员会.中国急性骨筋膜室综合征早期诊断与治疗指南(2020 版)［J］.中华创伤骨科杂志,2020,22(8):645-654.

病例 5　重症动脉瘤破裂伴蛛网膜下腔出血

动脉瘤性蛛网膜下腔出血（aneurysmal subarachnoid hemorrhage, aSAH）是颅内动脉瘤破裂引起的蛛网膜下腔出血，是严重损伤中枢神经系统并对全身多个器官产生病理影响的急性脑血管疾病，是神经外科的常见危重病，具有高致死率、高致残率的特征，尤其是重症动脉瘤性蛛网膜下腔出血（severe aneurysmal subara-chnoid hemorrhage, SaSAH）更甚。根据2023年发布的《重症动脉瘤性蛛网膜下腔出血管理专家共识》，将Hunt-Hess分级（1968年Hunt和Hess在以前分级系统基础上创建了Hunt-Hess分级，对动脉瘤性蛛网膜下腔出血的临床状态进行分级以选择手术时机和判断预后）Ⅲ级及以上定义为重症动脉瘤性蛛网膜下腔出血。其主要症状是突发雷击样头痛、颈后部疼痛，短时间内可出现意识障碍甚至昏迷，严重者可危及生命。目前随着显微神经外科手术夹闭和介入技术治疗动脉瘤的普及，对于SaSAH的治疗可分为颅内动脉瘤的处理以及破裂出血造成脑损害的控制两个部分。

病例简介

患者,女,50岁,因"突发头晕、呕吐2小时",由120送至急诊科就诊。患者既往有高血压病史,无规律服药,入抢救室后患者神志模糊,予以心电监护示:心率108次/分,呼吸28次/分,血压181/78 mmHg,SpO₂ 94%;查体示双侧瞳孔等大、等圆,直径3 mm,对光反射迟钝;颈项强直,四肢肌力Ⅲ级,格拉斯哥昏迷量表(Glasgow Coma Scale, GCS)评分11分。行头胸部CT及头部CTA检查,头颅CT示蛛网膜下腔出血,脑室积血;胸部CT示双肺下叶少许坠积性炎症;头部CTA示小脑后下动脉远端动脉瘤直径2 mm。后患者突发神志昏迷,双侧瞳孔不等大,呼吸不规则,测得血压:202/99 mmHg,刺痛后未见有肢体活动,GCS评分4分,诊断为脑疝。立即予以气管插管接呼吸机辅助通气,予降压、扩容治疗。

在完善各项术前准备后,在急诊全麻下行"颅内动脉瘤夹闭术＋右侧脑室穿刺术＋脑室外引流装置置入术",术后返回神经外科重症监护室。患者神志昏迷,GCS评分4分,双侧瞳孔等大、等圆,直径2.5 mm,对光反射阳性,经口气管插管接呼吸机辅助通气;右脑室引流管接脑室引流装置;头部伤口引流管接负压引流装置;颅内微型压力传感器探头连接颅内压监测仪;胃管接负压器持续胃肠减压;导尿管引流出澄清尿液。测体温37.4 ℃,心电监护示:心率85次/分、呼吸18次/分、血压178/89 mmHg、SpO₂ 98%,颅内压维持在12 mmHg以内。完善各项检查,包括血常规、凝血常规、血气分析、降钙素原检查等。每小时观察意识、瞳孔、引流量、肢体活动情况,做好控制血压、护胃、镇静、镇痛、呼吸道管理、抗感染等治疗。

入ICU第2天,患者颅内压持续升高,维持在20~26 mmHg,予以20%甘露醇、呋塞米交替使用,白蛋白支持治疗。入ICU第3天,予以拔除头部伤口引流管;患者水、电解质失衡,予纠正内环境紊乱;患者血压控制不佳,予降压治疗。入ICU第7天,复查头部CT示:颅脑术后改变,蛛网膜下腔出血;患者神志模糊,GCS评分10分,予以拔除经口气管插管,给予双腔鼻导管吸氧。入ICU第13天,患者神志清楚,GCS评分15分,无头痛,予以拔除脑室引流管。入ICU第14天,患者生命体征平稳,予以转出ICU,转入神经外科普通病房继续治疗。入院第19天,患者康复出院。

病例知识点

❶ SaSAH 的快速评估。

❷ 颅内动脉瘤诊断"金标准"及治疗方式的选择。

❸ 颅内动脉瘤破裂出血后"急救闯三关"阶段。

❹ 有效控制颅内压的三级控制方法。

❺ SaSAH 合并脑血管痉挛和迟发性脑缺血损害的急救处理。

 病例解析

1.　SaSAH 患者起病急骤，入院时已呈昏迷状态，如何快速评估患者的病情状态？

临床针对 SaSAH 患者病情的严重程度，采用 Hunt-Hess 分级和世界神经外科联盟（World Federation of Neurological Societies，WFNS）分级，分级越高，病情越严重，将发病至动脉瘤处理前且持续时间较长的最高分级作为评估标准。Hunt-Hess 分级和 WFNS 分级是简单、有效地评估患者严重程度及判断临床预后的手段。

一般采用 Hunt-Hess 分级法对 aSAH 的临床状态进行分级以选择手术时机和判断预后。Hunt-Hess 分级 Ⅰ～Ⅱ 级患者的病死率约 5.4%，属轻型 aSAH；Hunt-Hess 分级 Ⅲ 级患者存在较高的发生意识障碍和继发性脑损害的风险，预后变异度较大，病死率约 11.5%；Hunt-Hess 分级 Ⅳ～Ⅴ 级患者原发脑损害重，系统性并发症多，总体病死率约 37%。

WFNS 分级系统在预测高分级 aSAH 患者预后方面更具优势。因为相对于其他分级系统，WFNS 分级系统能更好地反映高分级 aSAH 患者的意识水平（见表 5-1）。

表 5-1　动脉瘤性蛛网膜下腔出血(aSAH)的临床分级

aSAH 分级	Hunt-Hess 分级(1968 年)	WFNS 分级(1988 年)
Ⅰ级	无症状或有轻度头痛、颈项强直	GCS 评分 15 分,无运动功能障碍
Ⅱ级	中度至重度头痛、颈项强直、颅神经麻痹	GCS 评分 13~14 分,无运动功能障碍
Ⅲ级	轻度局灶性神经障碍,嗜睡或意识错乱	GCS 评分 13~14 分,有运动功能障碍
Ⅳ级	昏迷,中度至重度偏瘫,去大脑强直早期	GCS 评分 7~12 分,有或无运动功能障碍
Ⅴ级	深昏迷,去大脑强直,濒死	GCS 评分 3~6 分,有或无运动功能障碍

该患者起病急骤,神志昏迷,颈项强直,刺痛可见去脑强直反应,GCS 评分由 11 分降至 4 分,根据 Hunt-Hess 分级和 WFNS 分级对患者的神经功能进行评估,该患者为Ⅴ级,病情严重,须入住神经外科重症监护室予以监护治疗,每小时观察患者的生命体征和对其神经功能进行评估,特别需要关注 Hunt-Hess 分级、WFNS 分级和 GCS 评分的动态变化,并及早行辅助检查明确诊断。

2. 患者有头晕病史,神志昏迷且血压高,查体有去脑强直反应,如何快速对患者进行诊断并采取最有效的治疗方式?

1) 临床症状及体征

SaSAH 的主要症状是突发剧烈头痛(约 70% 的患者出现雷击样头痛),可伴有恶心、呕吐、颈项强直、畏光,短时间内可出现意识障碍甚至昏迷,严重者可危及生命。约 30% 的 SaSAH 患者有单侧头痛,主要在动脉瘤的一侧,可同时伴有恶心、呕吐、颈项强直、癫痫发作、局灶性神经功能障碍或意识丧失。部分 SaSAH 患者在动脉瘤破裂前的 2~8 周可有少量出血,即先兆性出血或警示性渗血。

aSAH 属于临床急症,进行全身体格检查的重点是评估患者的生命体征和意识水平。脑膜刺激征是 aSAH 最常见的体征。局灶性神经系统体征往往可提示破裂动脉瘤的位置,如单侧动眼神经麻痹多见于同侧颈内动脉后交通动脉动脉瘤。瞳孔大小和对光反射及病理征对判断患者脑损害的严重程度有一定的参考价值,在治疗期间可进行重复性检查以评估患者的病情变化。

2) 影像学检查

首选头部 CT 扫描,其在出血后 6 h 的敏感度为 95%~100%,头部 CT 扫描能显示出血的部位及程度,出血部位对病因诊断具有指导性意义(见图 5-1)。高质量的 CT 血管成像(CTA)对颅内动脉瘤的诊断价值在临床应用中已得到肯定,CTA 具有快速、价格低且相对无创等特点。

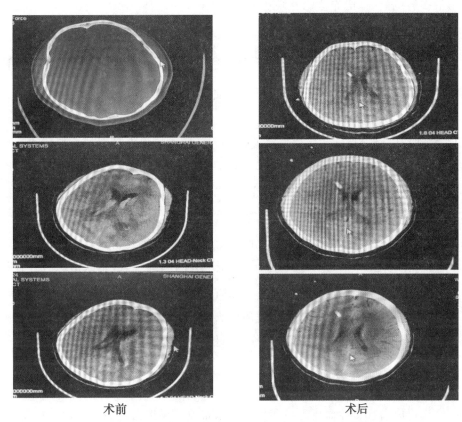

术前　　　　　　　　　　　术后

图 5-1　患者术前与术后第 6 天 CT 影像学检查比较

如果病情允许，均需对 SaSAH 患者行病因学诊断。数字减影血管造影（digital subtraction angiography, DSA）是诊断颅内动脉瘤的"金标准"，大约 85% 的蛛网膜下腔出血患者可诊断出动脉瘤。尤其对最大径<3 mm 的微小动脉瘤及其周围血管显影有更高的敏感度。

3）治疗方式

颅内动脉瘤的治疗方法包含外科开颅手术（部分患者含血肿清除术、去骨瓣减压术）及血管内介入治疗两大类。若外科开颅手术和血管内介入治疗均无法实施，可选择对症保守治疗。治疗重点是对颅内动脉瘤再出血的预防及其并发症的处理，防止病情进一步恶化，改善患者预后。对于脑实质内血肿量大、占位效应明显（幕上血肿>30 ml 或幕下血肿>10 ml）、颅内压增高、大脑中动脉分叉部位动脉瘤破裂合并血肿患者，优先考虑外科开颅手术，并根据手术情况，判断是否进行去骨瓣减压手术。

该患者起病急，有头晕呕吐史、高血压病史，肢体肌力下降，同时伴有意识状态进展性变化，查体示颈项强直，此时已高度怀疑脑出血。根据辅助检查结果显示，患者脑实质内血肿量较大，同时合并颅内压增高，甚至脑疝，在降低颅内压和使用晶体溶液、胶体溶液扩容的同时,优先考虑外科开颅手术。

3. 动脉瘤破裂伴蛛网膜下腔出血患者围手术期会经历三个危险阶段,俗称"急救闯三关",分别为哪三关? 护士该如何应对?

1) 再破裂出血　是指动脉瘤再次破裂、出血,是影响患者预后的重要因素。在动脉瘤处理前,急性血压升高、血管收缩压>160 mmHg可增加再出血的风险。因此,对大多数破裂动脉瘤应尽早进行病因治疗,以降低再次破裂出血的风险。动脉瘤处理后,须遵循个体化原则,同时参考患者的基础血压、脑灌注监测以及重要脏器功能等综合指标,确定具体的血压控制目标,避免低血压造成的脑缺血。

2) 脑水肿　是脑内水分增加、导致脑容积增大的病理现象,是脑组织对各种致病因素的反应。颅脑手术后急性脑水肿可在术后12~24 h出现,于1~3天达到高峰,解除病因后7天左右逐渐消退。可使用渗透疗法,对于出血性脑血管病引起的脑水肿有效,甘露醇和高渗盐水等药物治疗是干预aSAH引起的脑水肿的有效手段。

3) 并发症

(1) 癫痫:颅内动脉瘤发生蛛网膜下腔出血后的不同阶段均可能发生癫痫发作,早期癫痫发作可能引起急性血压升高和颅内动脉瘤破裂再出血,也会引起颅内压和脑血流量的改变,从而加重脑水肿和血管痉挛。对未处理的颅内动脉瘤,癫痫发作常是再次破裂出血的一种表现。颅内动脉瘤的治疗方式也可能影响治疗后癫痫的发生,血管内治疗术后患者癫痫发生率显著低于开颅动脉瘤夹闭。

(2) 脑积水:主要由aSAH血块阻塞脑室、中脑导水管或脑池以及蛛网膜粒引起脑脊液循环动力学和吸收障碍所致。术后脑积水并发症预后较差,可分为急性和慢性脑积水,急性脑积水患者常并发脑室出血,意识障碍加重,短期内脑室急剧扩张,应及时放置脑室外引流(external ventricular drainage, EVD);慢性脑积水患者则起病缓慢,常表现为进行性精神智力障碍、尿失禁及步态异常,脑室腹腔分流术是目前常用的、最有效的治疗手段。

(3) 肺部感染:患者长期卧床发生坠积性肺炎,胸部CT提示感染,住院期间体温升高、血常规指标异常、气道分泌物增多等,要做到早期识别和治疗,加强翻身和拍背,雾化治疗;排痰无力者必要时行气管切开吸痰,合理使用抗生素治疗。

(4) 其他并发症,如颅内感染、血容量失衡、低钠血症、心肌损伤等。

患者术前血压202/99 mmHg,突发昏迷,双侧瞳孔不等大,未明确诊断前已高度怀疑动脉瘤破裂再出血引发脑疝,立即使用降压药控制血压,降低颅内压,予以气管插管并急诊行开颅手术。要求严密观察神志、瞳孔及生命体征变化,观察引流液的颜色和量,防止导管受压,如短时间出现大量血性液体,应警惕再次出血的可能。使用抗纤溶药物,预防再出血的发生。

术后监测患者的颅内压,予以 20% 甘露醇、呋塞米、10% 氯化钠注射液静脉滴注,降低颅内压,减轻脑水肿,改善脑细胞代谢。存在颅内压增高、明显脑水肿等情况时血钠可维持略高水平(145～155 mmol/L),监测血钠水平,避免低钠血症,同时脑室引流装置遵医嘱调节高度,防止脑脊液引流过多出现低颅压。

患者使用呼吸机辅助通气,定时吸痰,加强雾化,可使用物理排痰法(如拍背、排痰仪),防止坠积性肺炎的发生,加强翻身以防止皮肤受压和下肢深静脉血栓的形成,必要时可使用下肢深静脉血栓治疗仪。合理使用抗生素、抗癫痫药物及液体治疗,防止水、电解质紊乱及癫痫发作;观察患者的体温变化,防止颅内感染的发生。注意控制补液量和输液速度,以免加重心脏负担。

4. 患者围手术期经历脑疝和脑水肿期,颅内压增高,术后颅内压维持在 20～26 mmHg,如何有效控制颅内压?

SaSAH 患者常存在颅内压增高,通常颅内压在 20 mmHg 以上。Hunt-Hess 分级越高,颅内压增高程度越重,患者颅内压增高与临床病情恶化和死亡密切相关。颅内压增高会使脑灌注压降低,加重脑组织缺血、缺氧;不受控制的高颅压会导致颅内脑组织结构受到挤压和移位,严重时因嵌顿而形成脑疝;直接损伤脑干,导致深昏迷,甚至呼吸、心搏骤停和死亡。

按照对颅内压干预的强度以及效能,根据患者病情及颅内压增高的程度,采取依次递进的三级控制方法对颅内压增高进行治疗。具体措施如下:

一级控制方法:为基础治疗,是以精准临床护理和监护治疗为主。床头抬高 20°～30°,保持头颈部为中立位;留置导尿,以防止尿潴留;保持气道通畅;镇痛、镇静;保持大便通畅;控制性脑室外引流(EVD)。

二级控制方法:使用高渗性药物,降低颅内压以药物治疗为主,可以应用 20% 甘露醇、高渗盐水、呋塞米、白蛋白。

三级控制方法:主要针对有严重颅内压增高和脑损害的患者。短时程过度换气,$PaCO_2$ 30～34 mmHg(一般在 6 h 内,血管痉挛者可加重脑缺血);治疗性低温疗法(核心体温 32～35 ℃),外科去骨瓣减压术。

患者颅内动脉瘤破裂再出血引发颅内压增高,予以降压药物控制血压,并立即行开颅手术,术中放置 EVD,在蛛网膜下腔及脑室内血液较多时,持续引流既可快速降低颅内压,又可清除弥漫于蛛网膜下腔的血液,便于监测和控制颅内压。术后脑水肿期,予以镇静、镇痛,20%甘露醇、呋塞米交替使用,白蛋白支持治疗。通过运用一级和二级控制方法有效控制患者的颅内压,减少脑损害的发生。

5. SaSAH 患者均会发生不同程度的脑血管痉挛,其所致的迟发性脑缺血会造成严重不良后果,结合该患者的病情,护士应该如何处理?

脑血管痉挛(cerebral vascular spasm, CVS)是 SaSAH 最常见的并发症和死亡原因之一,是脑动脉血管平滑肌的局部或弥散性持续性收缩,一般多发生于出血后 3 天,症状可持续 3 周左右。严重的 CVS 可使其供血区域脑血流量减少,而致迟发性脑缺血。脑血管痉挛造成的迟发性脑缺血若未得到有效控制或持续时间较长,最终会导致脑梗死。

临床使用改良 Fisher 量表(2001 年提出用于评估蛛网膜下腔出血发生脑血管痉挛的风险,表 5-2),依据患者头颅 CT 出血情况进行分级,预测患者发生脑血管痉挛和迟发性脑缺血的风险性。分级越高,脑血管痉挛发生率越高。

表 5-2 改良 Fisher 量表

分数(分)	CT 表现	血管痉挛风险(%)
0	未见出血或仅脑室内出血或脑实质内出血	3
1	仅见基底池出血	14
2	仅见周边脑池或侧裂池出血	38
3	广泛蛛网膜下腔出血伴脑实质出血	57
4	基底池和周边脑池、侧裂池较厚积血	57

CVS 和迟发性脑缺血的治疗包括血流动力学疗法、药物及血管内干预。保持正常循环血容量以预防迟发性脑缺血,推荐使用抗脑血管痉挛药物,如尼莫地平,是 SaSAH 的临床常规治疗措施。若经血流动力学疗法和药物治疗均不能改善其临床症状,可以进行血管内介入治疗。

该患者术前改良 Fisher 量表评分为 4 分,提示 CVS 发生的危险程度高,术后通过镇静镇痛管理、止血、生命体征监测、颅内压监测、使用抗血管痉挛药等多举措联合稳定患者血压。详细记录出入液量,维持内环境稳定。颅内动脉瘤患者血压的变化可引起脑灌注量的改变,血压偏高会诱发动脉瘤破裂或 CVS;血压偏低可能会引起脑灌注不足,甚至脑梗死。术后严格调控血压,维持高血容量、高血液稀释度是保证救治成功的关键环节。根据患者的基础血压情况,严密控制患者术后的血压,改善脑缺血情况,增加脑灌注。

参考文献

[1] 李秀云,王丽娜,李雨. 颅内动脉瘤患者栓塞术后并发症的观察及护理[J]. 实用临床护理学电子杂志,2018,3(13):73-74.

[2] 陈小鑫,钱水清,吴松,等. 颅内动脉瘤夹闭术后并发症发生情况及其与预后的相关性分析[J]. 中国医学创新,2019,16(25):154-157.

[3] 中华医学会神经病学分会,中华医学会神经病学分会脑血管病学组,中华医学会神经病学分会神经血管介入协作组. 中国蛛网膜下腔出血诊治指南 2019[J]. 中华神经科杂志,2019,52(12):1006-1021.

[4] 陈素云,赵志新,杨仙鸿,等. NLR 和 AFR 与动脉瘤性蛛网膜下腔出血患者迟发性脑缺血的关系研究[J]. 浙江医学,2020,42(14):1485-1488.

[5] 王硕,马龙,张谦. 动脉瘤性蛛网膜下腔出血的诊断与治疗进展[J]. 中华脑血管病杂志(电子版),2020,14(1):29-32.

[6] 王屹,王贺,宋科,等. 延续护理对颅内动脉瘤致蛛网膜下腔出血介入填塞术后脑积水预后的影响[J]. 中国实用神经疾病杂志,2021,24(17):1546-1552.

[7] 邹成功,冯浩,陈兵,等. 颅内动脉瘤夹闭术中动脉瘤破裂的影响因素及血流动力学参数的预测价值[J]. 中国实用神经疾病杂志,2022,25(4):421-425.

[8] 赖湘,张文波,叶敏,等. 动脉瘤破裂出血行血管内介入栓塞术后并发脑梗死临床分析[J]. 中国实用神经疾病杂志,2022,25(6):746-751.

[9] 中国医师协会神经外科医师分会神经重症专家委员会,中华医学会神经外科学分会脑血管病学组,中国医师协会神经介入专业委员会,等. 重症动脉瘤性蛛网膜下腔出血管理专家共识(2023)[J]. 中国脑血管病杂志,2023,20(2):126-145.

病例 **6** 热射病合并脏器衰竭

在过去的 20 年里,破纪录的热浪在全球范围内造成越来越多的与高温相关的死亡,包括中暑。热射病作为其最严重的中暑类型,是由于暴露于热环境或剧烈运动所致的机体产热与散热失衡,以核心体温升高(>40℃)和中枢神经系统异常为特征,如精神状态改变、抽搐或昏迷,并伴有多器官损害的危及生命的临床综合征。热射病一旦发病,进展迅速,常合并多器官功能损伤,具有很高的病死率,危害性可能远超预期。鉴于热射病病情重、进展快的特点,快速、有效、持续降温是治疗热射病的首要措施。与其他危重病不同的是,热射病是完全可以预防的,降低热射病病死率的关键在于预防而非治疗。

病例简介

　　患者,男,60 岁,既往体健,在户外高温环境下作业 6 h 后突然晕倒,伴意识丧失、呕吐、大小便失禁,无咳痰、咳血、呕血,无全身抽搐等症状。急送至我院急诊科,查体:体温 42 ℃,心率 150 次/分,血氧饱和度 80%。急诊气管插管接呼吸机辅助呼吸,急诊以"昏迷原因待查:中暑? 脑血管意外?"收入 ICU。当日血常规示:白细胞 4.51×10⁹/L,血小板 127×10⁹/L;血生化示:谷丙转氨酶 14 U/L,谷草转氨酶 45 U/L,总胆红素 14 µmol/L,尿素氮 6.0 mmol/L,肌酐 11 µmol/L,钾 4.2 mmol/L,钠 131 mmol/L,氯 99 mmol/L;心电图提示窦性心动过速。次日复查血常规示:白细胞 14.32×10⁹/L,血小板 25×10⁹/L,血红蛋白 145 g/L;血生化示:谷丙转氨酶 1 670 U/L,总胆红素 22 µmol/L,肌酐 136 µmol/L,钾 4.7 mmol/L,血淀粉酶 310 U/L;凝血功能检查示:部分凝血活酶时间 61.5 s,凝血酶原时间 12.5 s。数小时后患者肝功能及凝血功能急速恶化,肾功能和胰腺功能也严重受损,已提示多器官功能障碍,部分凝血活酶时间 61.5 s,凝血酶原时间 30.5 s,根据化验结果判断基本为不凝血、热射病、多器官功能障碍综合征(multiple organ dysfunction syndrome, MODS)诊断明确。入 ICU 后给予积极抗炎补液、保肝、补充血浆、降低胰酶、血滤等综合对症治疗。

病例知识点

❶ 中暑的分型、诊断和预防。

❷ 中暑的有效生存链及急救处置。

❸ 热射病的降温技术及体温监测。

❹ 重度经典型热射病合并脏器衰竭的急救处置。

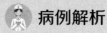 病例解析

 中暑可分为哪几种类型？中暑患者入院后如何诊断以及日常预防？

基于核心体温、意识改变以及其他临床特点，中暑可分为三种类型，其中最严重的即为热射病（见表 6-1）。另外，根据发病原因和易感人群的不同，中暑又可分为经典型热射病（classic heat stroke, CHS）和劳力型热射病（exertional heat stroke, EHS）。CHS 多见于体温调节能力不足的老弱病残者，在其长时间处于高温环境中容易发生；而 EHS 多见于既往健康的年轻人，如参训官兵、运动员、建筑工人等，EHS 已经被列为运动员在体育活动中死亡的第三大原因。

表 6-1 中暑的分级

分级	诊断标准			病理生理学分期	处置/转运级别建议	预后
	核心体温	意识改变	临床特点			
轻度（先兆中暑）	体温正常或略微升高（<38℃）	神志清楚，无意识障碍表现	无器官损伤表现	代偿期	一般现场处置：休息、脱离热环境，补水补盐	数小时后可基本恢复；如体内热量继续蓄积，病情可进展加重
中度（热衰竭）	体温升高（38～40℃）	可有晕厥，但数分钟内自行恢复意识，无明显神经系统损伤表现（GCS评分＝15）	器官功能不全的失代偿表现，常以血容量不足的表现为特征	失代偿期-进展期	现场有效处置，后送至医院（急诊留观病房或二级及以下医院普通住院病房）进一步治疗	正确处置后数天可基本恢复（一般不超过 1 周），处理无效或不及时可发展为热射病
重度（热射病）	体温升高（≥40℃）	新出现中枢神经系统损伤表现，如昏迷、全身抽搐、谵妄（GCS评分≤14）	多器官功能障碍表现和（或）严重凝血功能障碍	失代偿期-难治期	现场有效处置，尽快转运至三级医院ICU监护	可致命，有效治疗后数周恢复（常＞1个月）

目前,国内外关于热射病的诊断仍缺乏统一标准,也存在定义和诊断标准模糊不清的问题,主要根据病史和临床表现做出临床诊断。暴露于高温(高湿)环境和(或)剧烈运动一定时间后,新出现下列临床表现中的任意一条,且不能用其他原因解释即为热射病:①中枢神经系统损害表现(如昏迷、全身抽搐、谵妄、行为异常等,GCS 评分≤14);②核心体温≥40 ℃;③多器官(≥2 个)功能障碍表现(如肝、肾功能损伤等);④严重凝血功能障碍或弥散性血管内凝血(disseminated intravascular coagulation,DIC)。

该患者在户外作业 6 h 后突然晕倒、意识丧失并且体温>40 ℃,急诊气管插管接呼吸机辅助呼吸,维持基本生命体征,查血提示凝血功能障碍以及多器官功能障碍,明确为热射病合并多器官功能障碍。

热射病一旦发病,进展迅速,常合并多器官功能损伤,而临床治疗手段有限。与其他危重病不同的是,中暑是完全可以预防的,降低中暑病死率的关键在于预防而非治疗。中暑的发生有许多的危险因素,与环境因素、个体因素及临床因素最为密切相关(见表 6-2),因而中暑的预防也要从这些危险因素中去考虑。早期识别中暑对改善患者的临床症状十分必要,并有助于预防疾病进展。因此,当人体长时间处于高温环境并出现头晕、恶心、呕吐、大汗淋漓、神志恍惚、体温升高等症状时,应立即脱离高温环境,到阴凉通风处仰卧休息,并及时采取降温措施;如发生昏迷、抽搐时,应及时送往医院,并监测体温。

表 6-2 中暑危险因素

环境因素	● 高湿度,高热辐射,低风速 ● 连续几天夜间的高温 ● 空气污染
核心体温的个体变化	● 肥胖:体脂百分比>正常体脂率的 3 倍 ● 代谢热量产生:在体力活动过程中,单位体重的热量产生决定了个体核心体温的上升,而不考虑体格。对于一个固定的绝对热量产生,核心体温与总体质量呈负相关。 ● 有氧健身和热适应:连续 7～10 天在极端高温下暴露 1～2 h,诱导生理调整(热适应),使皮肤表面汗液完全覆盖。定期的身体训练,即使是在温和的环境中,也能诱导部分热适应。 ● 年龄:热损失机制的损害会在>60 岁个体中导致核心体温的差异。 ● 性别:男性和女性的最大热损失率是相当的,但在热应激期间,女性的最大热损失率低于男性。
临床因素	● 皮肤损伤(烧伤)患者可发生汗腺功能紊乱。 ● 心力衰竭、周围血管疾病和药物治疗可损害自主性体温调节反应。
劳力性中暑所特有的危险因素	● 个体的过度体力活动超出了他们的适应或健康水平

2. 中暑的有效生存链及如何急救处置?

对于中暑患者的有效生存链是基于快速识别、院前管理、现场冷却和接触紧急医疗系统。

1) EHS 的生存链　取决于快速识别和评估,并提供迅速和紧急的现场冷却。在运送过程中和住院期间应继续进行降温和支持治疗,最后一个环节是逐步恢复活动。具体如下:

(1) 快速评估和识别:尽量用直肠温度计进行核心体温评估,也可选择测量耳温或腋温。

(2) 现场冷却:物理降温(如冷水浸泡、冰袋、冰帽等)。当现场冷却可实施时,建议在运送到医院之前完成冷却(将患者冷却至 38.9 ℃)。

(3) 紧急医疗运输:尽快启用紧急医疗服务,立即转移到适合的救治场所。

(4) 支持性治疗:包括途中持续降温,后续监测和提供多器官功能衰竭和功能障碍的支持治疗。

(5) 恢复活动:在恢复体力活动之前,应考虑为患者实施临床康复训练。

2) CHS 的生存链　与 EHS 略有不同,CHS 生存链始于一级预防和适当的院外干预。CHS 患者生存取决于及时诊断、迅速启动紧急医疗服务和启动院外降温。具体如下:

(1) 在运送过程中和住院期间应继续进行冷却和支持性治疗。预防作为防治的关键,应向群众加强中暑及急救措施的科普宣传。医院做好接收大量与热相关疾病(包括中暑)患者的准备。

(2) 快速识别、评估和初始管理:如有可能,用直肠温度计测量核心体温,特别是对精神状态改变(谵妄、惊厥或昏迷)的患者。如果患者的核心体温>40 ℃,立即联系急救医疗服务。

(3) 现场冷却:把患者转移到阴凉的地方,使用现场可用的方法开始外部冷却;检查患者的生命体征,尤其是呼吸和循环状况,必要时使用基本的生命支持系统。

(4) 紧急医疗运输:立即转移到最近的医院,在整个运送过程中以及到达医院后保持冷却,直到患者核心体温达到 37 ℃。

(5) 监测和提供多器官功能衰竭和功能障碍的支持治疗:直肠温度<40 ℃不应排除热射病的诊断。有条件时可将患者浸泡在冰水中,或者在颈部、腋窝和腹股沟放置冰袋或冷湿毛巾。

针对这两种中暑均可进行现场评估,评估的四要素包括:①评估神志是否清楚;②评估有无呼吸和气道阻塞;③探查有无脉搏;④测量核心体温。其中核心体温一般指肛温即直肠温度,如果现场不具备测量核心体温(直肠温度)的条件,也可测量体表温度,耳温接近核心体温,容易较快获得且相对稳定。

现场治疗的重点:①立即脱离热环境,快速、有效、持续降温;②迅速补液扩容;③有效控制躁动和抽搐,进行气道保护与氧疗。鉴于热射病病情重、进展快的特点,对于确诊热射病或疑似患者,在现场处理后应尽快组织转运至就近有救治经验的医院,以获得更高级别的救治,并且也应在转运过程中做到有效、持续的降温。

3. 热射病患者院前急救,如何进行有效降温以及入院后如何进行体温监测?

热射病的抢救要点在于迅速降低体温。有研究表明,将冰毯应用到院前急救过程中,在降低热射病患者体温方面效果佳,且冰毯均具备监测患者核心体温的作用(见图6-1)。常规院前急救方法,以采用冰水擦身、将患者转移至阴凉处、给予补液为主,虽可降低体温,但难以取得显著的成效。冰毯作为热射病抢救仪器的一种,温度可按照需求,自行进行调节,医护人员可首先采用4℃的低温,使患者的体温迅速下降,但体温降低幅度过大时易诱发不良反应。当患者体温有所降低后,将冰毯温度适当调高,可有效预防不良反应,延缓降温速度,防止体温反弹。在利用冰毯降温的基础上,采用冰水为患者擦拭身体,并为患者戴好冰帽(见图6-2),可进一步改善降温效果,提高抢救成功率。

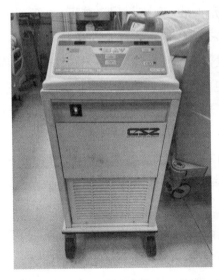

图6-1　冰毯

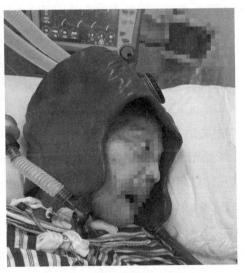

图6-2　冰帽

目标温度管理（targeted temperature management，TTM）是指在特殊的患者群体中实现并维持特定核心体温以改善临床预后的一种治疗策略。对于热射病患者而言，精确的体温管理尤为重要，要求整个住院治疗期间持续实施 TTM。所有入院的热射病患者需要立即进行核心体温测量，对于在现场和运送途中已实施降温治疗的患者，如果核心体温仍高于目标温度，则应在医院内继续降温治疗；如果入院时核心体温已达到目标温度，仍应持续监测体温，避免体温过低或再次升高。

持续、准确地监测核心体温是 TTM 的基础。对于住院患者，不建议使用体表测温（耳道、口腔、鼓膜、腋窝和颞部等）结果来估计核心体温，因为这些方法不能准确反映核心体温，并可能会引起误导。食管温度最能代表心脏和脑部血液灌注的温度，且对急性温度变化反应迅速，可用来估算核心体温，但操作相对复杂。测量直肠温度侵入性更小、更方便，能反映腹腔重要脏器的温度。有学者建议尽可能使用直肠温度来监测热射病患者的核心体温，如使用可弯曲的测温设备，推荐插入肛门的深度为 15 cm，以获得更准确的核心体温。热射病患者在病情稳定前应持续监测核心体温，或者至少 10 min 测量一次，测量核心体温时应避免损伤直肠及其周边组织。

对重度经典型热射病合并脏器衰竭的患者如何进行急救处理和护理？

（1）尽早快速物理降温、有效控制体温。首先给予非侵入性物理降温，包括：①降低室内温度，调节室温至 18～24 ℃，用冰水擦浴四肢；②大动脉处（腋下、颈部、腹股沟等）放置冰袋，每小时更换 1 次冰袋位置防止冻伤；③使用冰毯物理降温；④运用冰帽既可物理降温，也可起到脑保护作用。若降温效果不佳，体温仍高于 38.5 ℃，立即联合侵入性物理降温：①输入 4 ℃晶体液（复方电解质葡萄糖溶液、0.9％氯化钠溶液等）800～1 000 ml；②用 4 ℃冰盐水洗胃或灌肠。但不管使用哪种物理降温方法，在整个降温过程中必须密切监测患者体温和皮肤末梢变化，同时注意防止冻伤。

（2）给予氧疗，改善缺氧。早期氧疗是治疗热射病的一项重要措施。患者入院时出现意识丧失伴有呕吐、低氧，给予经口气管插管接呼吸机辅助通气，清理气道，保持呼吸道通畅，改善缺氧，缩短机体缺氧时间。

（3）补充液体，纠正休克。纠正严重的电解质紊乱和酸中毒是治疗和护理的重点。患者脱水、电解质紊乱、严重休克是热射病初期救治过程中病死率最高的症状。患者入院后立即给予抗休克治疗，迅速建立 2 条以上静脉通路，补充液体量，并根据尿量调节输液量。

（4）连续血液净化治疗。此治疗不仅可有效降低体温，纠正水、电解质紊乱及酸碱平衡失调，还可清除炎性介质和细胞毒性物质，纠正 DIC，阻止 MODS 的进一步发展；也可很好地治疗横纹肌溶解症，替代肾脏治疗，修复肾脏功能。

在该患者入院后应严密观察生命体征，早期发现患者病情变化有助于进行早期抢救。因此，需要全面观察患者意识状态、血压、体温、心率、呼吸情况、皮肤颜色和尿量的变化，利于医生早期调整治疗方案。护理人员定期给患者翻身，预防压疮发生。遵医嘱进行营养支持治疗，该类患者能量消耗大，需要加强营养支持治疗。如患者无法进行鼻饲治疗时，可给予静脉营养支持治疗。该类患者一旦神志转清后，可能由于中枢神经系统损伤而容易出现心理问题。作为护理人员，应该根据患者的具体情况予以心理护理。

参 考 文 献

［1］全军热射病防治专家组，全军重症医学专业委员会.中国热射病诊断与治疗专家共识［J］.解放军医学杂志，2019，44（3）：181-196.

［2］宋青，毛汉丁，刘树元.中暑的定义与分级诊断［J］.解放军医学杂志，2019，44（7）：541-545.

［3］靳婷婷，高鸿翼，孙建平，等.热射病合并多脏器功能障碍患者的急救护理与体会［J］.世界最新医学信息文摘（连续型电子期刊），2018，18（68）：282，284.

［4］周亚美.10 例热射病患者的临床治疗和护理［J］.中华灾害救援医学，2018，6（1）：54-55.

［5］姚成洲，孙明，吴超，等.冰毯在院前急救中抢救热射病患者的应用［J］.现代医学与健康研究，2018（18）：141-142.

病例 7 原位肝移植术后并发急性肝动脉栓塞

我国五分之一以上人口患有肝病,如乙型肝炎、丙型肝炎、肝硬化、原发性肝癌、酒精性肝病、药物性肝损、非酒精性脂肪性肝病等疾病,严重影响着人们的健康。终末期肝病和肝脏恶性肿瘤是导致肝病患者死亡的主要原因,肝移植是这部分患者的最后防线,可有效延长肝病患者的生存时间。但肝移植术后的早期并发症仍制约着肝移植的整体疗效,其中肝移植术后早期(术后30天内)的肝动脉血栓形成(hepatic artery thrombosis, HAT)是肝移植术后最严重的血管并发症,如不能有效处理,常可造成移植肝失功、胆瘘、肝脓肿等严重并发症,其病死率高达50%~70%。

对于具有供体或受体肝动脉变异或不匹配、介入手术史、吸烟等HAT高危因素的肝移植患者,术后抗凝治疗、超声造影、结合肝功能变化及时发现并处理并发症是改善HAT治疗效果的关键。处理措施包括介入溶栓、肝动脉重建手术和再次肝移植。介入溶栓创伤小、效果良好,是目前肝移植术后HAT的首选治疗方案;急诊外科肝动脉重建需要再次开腹,取出肝动脉血栓,再进行重新吻合;如介入溶栓和肝动脉重建手术效果不好,出现再次栓塞或肝功能指标持续升高,则需要再次进行肝移植手术。二次肝移植手术的并发症和病死率较第一次肝移植手术明显增高,而且在器官短缺的情况下,通常很难及时进行二次肝移植,导致HAT患者急诊二次肝移植风险极大增加。肝移植术后及时发现HAT,并进行恰当的治疗与护理非常重要,可以有效地提高移植物和受者存活率。

病例简介

【病史】

患者,男,44 岁,半年来出现间歇性呕血,每次 200～250 ml,于当地医院就诊。CT 检查示:肝硬化、腹水、门静脉高压,胃食管及脾周静脉曲张、脐静脉开放,肝右叶低密度灶,肝癌可能,门静脉及胃底静脉呈术后改变,行止血等对症处理。1 周前患者再次呕血,伴腹胀,否认发热、腹泻与便血,无皮肤和巩膜黄染。追问病史,患丙型肝炎 6 年,2016 年因呕血、便血于当地医院就诊,诊断为丙型肝炎后肝硬化失代偿期,行内镜下食管胃底静脉曲张套扎手术。2018 年患者因反复呕血于四川大学华西医院行经颈静脉肝内门体分流术治疗。2021 年 CT 检查示肝占位性病变,诊断肝癌,于云南省第一人民医院行 5 次经导管动脉化疗栓塞术治疗,现为进一步治疗来我院就诊。门诊拟 "肝硬化失代偿期"收治入院。发病以来,患者饮食可,体重约下降 5 kg,睡眠好,大小便正常。

【实验室检查和影像学检查】

血生化常规检查:丙氨酸氨基转移酶 14.9 U/L,天冬氨酸氨基转移酶 25.5 U/L;血细胞分析:血红蛋白 83 g/L;凝血常规检查:凝血酶原时间 18.2 s,国际标准化比值 1.54;肿瘤标志物检查:甲胎蛋白 8.3 ng/ml;丙型肝炎抗体 11.58(＋);血氨 39.0 μmol/L。

上腹部 CTA 检查示:肝硬化、肝内多发低密度病变。上腹部 CT 增强检查示:肝硬化。门脉高压伴侧支血管扩张,脾大,肝右叶占位治疗后改变。肝内多个低密度病变,转移瘤可能;大量腹水;门静脉癌栓待查。

【诊断和治疗】

入院诊断:①丙型肝炎;②肝硬化失代偿期(MELD 评分 14 分);③门静脉高压症;④上消化道出血;⑤腹水;⑥脾大、脾功能亢进;⑦肝细胞性肝癌;⑧经导管动脉化疗栓塞术后。

完善各项术前准备,排除手术禁忌证,在全麻下行同种异体原位肝移植术,手术过程顺利,术后生命体征平稳,未清醒带转运呼吸机转入肝移植隔离病房,予以经口气管插管接呼吸机辅助通气,留置胃管、营养管、左肝引流管、右肝引流管、导尿管各一根。术后给予抗感染、抗排斥、抗凝、抗丙型肝炎病毒、护肝等治疗。

同种异体原位肝移植术后第 1 天,患者生命体征平稳,经口气管插管接呼吸机辅助通气中,神志清,肌力好,予以脱机处理后拔除经口气管插管。前一天术后尿量500 ml,胃管引流出 200 ml 黄绿色液体,左肝引流管引流出 50 ml 淡血性液体,右肝引流管引流出 100 ml 淡血性液体,体温 36.8 ℃。

同种异体原位肝移植术后第 4 天,查血生化示肝功能指标异常升高:谷丙转氨酶458.2 U/L,天冬氨酸氨基转移酶 385.54 U/L。患者主诉腹部胀痛,体温 38 ℃,行床旁B超肝动脉造影示肝动脉无灌注,告知患者及其家属病情后,行全麻下肝动脉置管溶栓术。溶栓时间 1 小时 15 分钟,溶栓药物为尿激酶 5 万 U。术后予以动脉导管鞘内0.9%氯化钠注射液 48 ml+尿激酶 50 万 U 静脉泵入,2 ml/h,继续溶栓治疗。

同种异体原位肝移植术后第 6 天,髂动脉导管溶栓术后第 2 天,左肝引流管引流出 1 600 ml 血性液体,右肝引流管引流出 920 ml 血性液体,血红蛋白 62 g/L(见图 7 - 1),凝血酶原时间 12.6 s(见图 7 - 2),凝血酶时间 16.5 s,血小板计数 46×10⁹/L;予以输血治疗:悬浮红细胞 4 U,冷沉淀凝血因子 10 U,血浆 400 ml。

同种异体原位肝移植术后第 7 天,髂动脉导管溶栓术后第 3 天,患者局麻下行肝动脉造影:吻合口以下移植肝动脉主干已开通,动脉有扭曲,对比剂快速通过,肝实质染色尚可,吻合口上段有一侧显示凹凸不平。拔除留置导管及动脉鞘。

同种异体原位肝移植术后第 35 天,髂动脉导管溶栓术后第 31 天,患者一般情况可,遵医嘱予以出院。

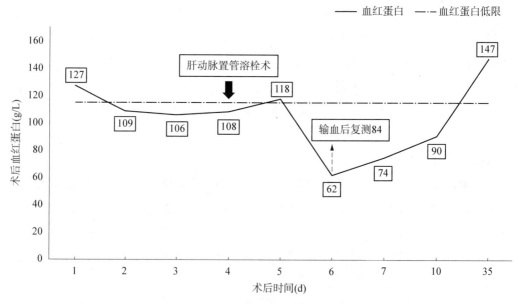

图 7 - 1　肝移植术后肝功能指标情况

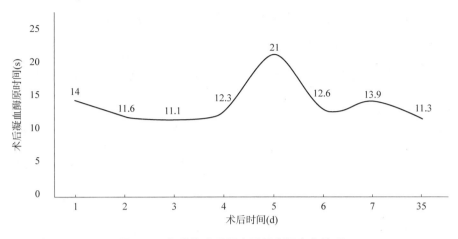

图 7-2　肝移植术后凝血酶原指标变化情况

病例知识点

❶ 肝移植围手术期血管并发症诊治。

❷ 肝动脉血栓形成的高危因素和预防方案。

❸ 肝动脉栓塞的急救处置。

❹ 肝动脉内溶栓治疗并发出血的护理观察。

❺ 移植术后肝衰竭的处理。

 病例解析

 肝移植围手术期会发生哪些血管并发症? 该如何进行诊治?

肝移植围手术期血管并发症是肝移植术后的严重并发症,对患者生命质量和长期生存影响较大,是患者肝移植术后死亡的主要原因之一。肝移植受者围手术期常见血管并发症及其诊治方法如表 7-1 所示。

表 7-1　肝移植受者围手术期常见血管并发症的临床诊治

	并发症	表现	诊断方式	治疗方式
肝动脉并发症	肝动脉血栓形成(HAT)	腹痛、转氨酶升高;继发急性肝坏死、胆源性肝脓肿、缺血性胆管病变及隐匿无症	超声造影;上腹部 CTA,了解肝动脉情况;DSA 肝动脉造影明确诊断	早期外科因素引起的 HAT,治疗措施以紧急手术动脉重建为主;非外科因素引起的 HAT,治疗措施以血管内介入治疗为主;晚期发生的 HAT,多以药物溶栓为主,如介入治疗和肝动脉重建手术效果不好,考虑进行二次肝移植
	肝动脉狭窄(hepatic artery stenosis, HAS)	较轻:肝功能轻度异常 严重:严重肝功能异常、肝脓肿、胆道吻合口漏、胆道狭窄等	移植肝超声检查,存疑时追加肝动脉造影	早期发生的重度 HAS,须二次手术重建肝动脉;对于晚期 HAS,可选用血管内介入治疗
	肝动脉假性动脉瘤(hepatic artery pseudoaneurysm, HAP)	继发肝动脉破裂出血	肝动脉造影	血管内覆膜支架植入术是首选方法
	肝动脉破裂出血	腹腔出血、消化道出血、胆道出血等	发病突然凶险,通常进行急诊剖腹探查明确原因	紧急给予血管内介入栓塞、开腹肝动脉结扎或缝合止血等手术治疗
	脾动脉盗血综合征(splenic artery steal syndrome, SASS)	胆汁色泽变浅与分泌量减少、转氨酶持续升高,以及碱性磷酸酶、胆红素水平升高	增强 CT、动态血管造影、超声造影	术前存在重度脾功能亢进或脾动脉与肝总动脉口径比>1.5 的受者,可考虑肝移植术中附加脾动脉主干结扎或脾切除的预防性处理;肝移植术后发生 SASS 时首选脾动脉胰背段血管内介入栓塞
门静脉并发症	门静脉血栓形成(portal vein thrombosis, PVT)	移植肝坏死、门脉高压症表现	超声、增强 CT、经皮经肝门静脉造影	肝移植术后早期发生的 PVT,常须急诊再次手术取栓;对于晚期形成的 PVT,治疗以血管内介入治疗为主,同时给予华法林等长期抗凝治疗

续 表

并发症		表现	诊断方式	治疗方式
	门静脉狭窄	狭窄程度＜50%时,常无特殊临床表现;狭窄程度＞80%时,既可导致严重肝损害,又可呈现门静脉高压症的临床表现	血管成像、门静脉造影	施行球囊扩张术或血管内支架植入术。对于支架植入者应予华法林等长期抗凝治疗
下腔静脉和肝静脉并发症	下腔静脉梗阻	腹痛,腹胀,肝、肾功能异常	血管造影	血管内介入治疗
	肝静脉流出道梗阻	不同程度的肝功能损害,常表现为转氨酶异常升高,胆红素、碱性磷酸酶、γ-谷氨酰转肽酶异常及凝血功能障碍等	超声、CT 或磁共振血管造影	首选球囊扩张或肝静脉支架植入术

　　本例患者行同种异体原位肝移植术术后第 4 天,查血生化示肝功能指标异常升高:谷丙转氨酶 458.2 U/L,天冬氨酸氨基转移酶 385.54 U/L。患者主诉腹部胀痛,体温 38 ℃,行床旁 B 超肝动脉造影示肝动脉无灌注。

 对肝移植患者来说,哪些因素容易造成 HAT? 该如何预防?

　　手术因素:术中因素包括手术方式、动脉吻合成角、血管阻断夹损伤、吻合技术相关损伤和大剂量血制品使用等;术后因素包括感染、积液和术后凝血功能紊乱等。

　　非手术因素:供体因素包括年龄＞60 岁、肝动脉变异和血型不相容供体等;受体因素包括性别、年龄、吸烟史、原发疾病、Ⅴ因子突变、受体肝动脉变异、介入手术史等。

　　预防方案:HAT 的高发期为术后 2 周内,为减少 HAT 的发生,术前需要积极调整患者的凝血功能,术中充分止血,围手术期减少血浆、止血药物等的输入,术后应用抗凝药物预防血栓形成。同时动态监测肝门静脉、肝动脉、下腔静脉的血流超声及凝血功能变化。

　　本例患者发生 HAT 的主要高危因素:反复进行经导管动脉化疗栓塞术,损伤肝动脉内膜。血栓形成段在受体一侧,提示受体动脉内膜损伤为 HAT 的主要原因。术后转氨酶水平突然大幅度升高,及时进行床旁超声造影考虑 HAT 诊断,急诊介入肝动脉造影明确诊断并溶栓治疗,取得了良好的治疗效果。

3. 患者行床旁 B 超明确病因为 HAT 后,如何对 HAT 患者进行急救处置? 肝动脉溶栓术后护理措施有哪些?

HAT 介入治疗的常见方法包括经导管置管溶栓、球囊扩张成形、支架植入等。对于 HAT 溶栓的治疗时间窗、溶栓剂剂量、给药方法、治疗持续时间或肝素的辅助使用,目前尚无共识,更多推荐为个体化使用。

本例患者在本院的介入治疗方案为:患者取仰卧位,常规消毒、铺巾及局部麻醉, Seldinger 技术穿刺右股动脉,经动脉鞘插入常规导管,选择至腹腔动脉做 DSA。明确肝动脉走行和堵塞位置,使用微导管并采用导丝导管交替技术成功通过移植肝动脉闭塞段,再次造影见闭塞段血管呈反 S 走形,远端肝动脉分支及肝实质可见显影。分析图像并与其主管医师协商一致后,给予小剂量尿激酶(5 万 U)缓慢推注,复查造影见闭塞段有所开通,遂外固定动脉鞘,保留导管在位,顺利结束此次介入手术,返回病房后继续溶栓。

溶栓过程中持续监测患者生命体征、腹腔引流管、皮肤穿刺部位有无出血或渗血情况。24 h 重复肝动脉造影一次以便了解溶栓效果(图 7-3),此时若血栓完全溶解,肝内动脉分支显影清晰,则撤回溶栓导管,但保留鞘管 2～3 天,每天行肝动脉造影 1 次。若造影出现下列情况则术中联合球囊扩张式支架植入:①肝动脉伴有狭窄、扭曲; ②溶栓 12 h 后剩余血栓＞肝动脉直径的 70%;③溶栓 24 h 后剩余血栓＞肝动脉直径的 50%。

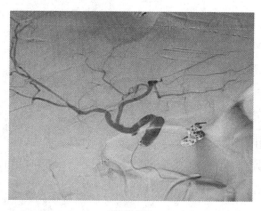
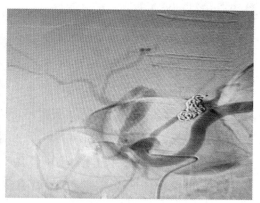

溶栓前　　　　　　　　　　　　溶栓后

图 7-3　肝动脉血栓溶栓前后对比图

肝动脉溶栓术后主要的护理措施:

(1) 手术结束时,介入科护士对患者进行股动脉并发症风险因素评估,包括穿刺导管尺寸、穿刺手法、穿刺次数,并与监护室护士做好交接工作。

(2) 术后护士定时监测股动脉穿刺部位局部血管并发症,包括出血、血肿、腹膜后血肿、假性动脉瘤、肢体循环受损情况。评估时间:术后1h内,至少每15 min观察1次;术后1~2h,每30 min观察1次;术后24h评估1次。

(3) 出血、血肿监测:观察敷料是否干燥、伤口有无渗血或血肿。出血时立即用手指按压穿刺部位进行治疗,压迫至止血;如果继续出血,紧急通知医生。

(4) 假性动脉瘤:对于股动脉听得见的杂音、疼痛、循环障碍,通常使用超声进行确认,疑似者立即报告给医生。

(5) 腹膜后血肿:比较罕见,立即报告给医生。症状包括低血容量、发汗、下腹或背部疼痛,诊断通常借助CT扫描。

(6) 肢体循环情况观察:包括足背动脉搏动情况、毛细血管回流情况、肢体感觉和颜色。

(7) 指导患者穿刺侧下肢制动6~12h,绷带加压包扎24h,卧床24h。

(8) 告知患者卧床制动期间不要做增加腹内压的动作,如咳嗽、呕吐、用力排便等。

(9) 告知患者术后48h内避免剧烈活动、负重;告知患者4天内不要进行游泳、洗澡或水疗等活动。

(10) 术后48~72h病房护士再次评估并记录股动脉穿刺部位。

本例患者在溶栓术后返回肝移植隔离病房,予以继续溶栓治疗,持续心电监护,右下肢穿刺处予以一次性止血器压迫6h(图7-4),右下肢伸直制动24h。每小时观察

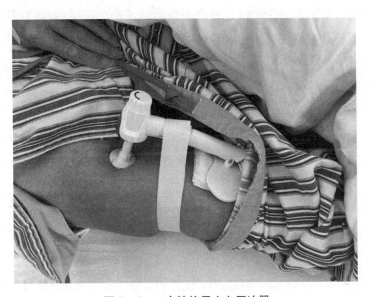

图7-4 一次性使用止血压迫器

患者穿刺点处有无出血及足背动脉搏动情况。每日行血常规监测,做好患者术后护理指导,告知患者不要做增加腹内压的动作,如咳嗽、呕吐、用力排便等。

4. 出血是患者溶栓后严重的并发症之一,患者在溶栓术后出现引流管引流出大量血性液体,血红蛋白 62 g/L,该如何对肝动脉内溶栓治疗并发出血进行观察及处理?

(1) 出血是溶栓最常见的并发症,临床表现多样,出血的护理观察应考虑患者的整体状况。①穿刺点局部出血:可见伤口渗血、局部瘀斑或血肿;②皮肤黏膜出血:全身皮肤、黏膜出现淤点、瘀斑,以及鼻出血、牙龈出血、球结膜充血等;③消化系统出血:可出现呕血、黑便,伴或不伴腹痛等;④泌尿系统出血:可见肉眼血尿;⑤呼吸系统出血:表现为痰中带血或咯血;⑥腹腔内出血:可出现腹痛、腹胀、心率增快、血压下降等临床表现;⑦颅内出血:表现为头痛、恶心、呕吐,言语不清、意识障碍、肢体感觉和运动功能障碍等神经系统相关症状和体征。

(2) 根据医嘱监测凝血功能,包括血常规、活化部分凝血活酶时间(activated partial thromboplastin time, APTT)、D-二聚体、纤维蛋白原等,根据相关指标的变化进行相应处理:①当血小板计数 $<80\times10^9$/L 或较基础值降低 $>20\%$ 时,应警惕出血风险;当血小板计数 $<50\times10^9$/L 时,应及时汇报医生,必要时遵医嘱停用溶栓及抗凝药。②APTT 维持于正常值的 1.5～2.5 倍,当 APTT 大于正常值的 3 倍时,应警惕出血风险。③D-二聚体水平在溶栓过程中由高到低并趋于正常,或维持较低水平而不再升高,提示溶栓药物不再对残存血栓起效,应考虑停药。④如纤维蛋白原 <1.5 g/L,应减少溶栓药物剂量;如纤维蛋白原 <1.0 g/L,提示出血高风险,应及时通知医生,遵医嘱停止溶栓治疗;一旦发生出血,立即通知医生。

(3) 处理:轻微出血(如局部渗血、鼻出血)时,更换敷料、压迫止血、监测凝血功能、观察病情变化等;发生严重出血(如颅内出血或危及生命的大出血)时,建立静脉通道,遵医嘱停用溶栓药物,输注止血药物、新鲜血浆等配合抢救,并做好急诊手术准备。

本例患者在溶栓术后第 2 天,心率增快至 120 次/分,血压下降至 92/45 mmHg,左肝引流管引流出 1 600 ml 血性液体,右肝引流管引流出 920 ml 血性液体,血红蛋白 62 g/L,凝血酶原时间 12.6 s,凝血酶时间 16.5 s,血小板计数 46×10^9/L,考虑溶栓术后并发出血情况。予以输血治疗:悬浮红细胞 4 U,冷沉淀凝血因子 10 U,血浆 400 ml,严密观察患者出血情况及有无发生输血反应。每日对患者进行血常规检查,掌握病情动态变化,及时报告医生。患者输血后血红蛋白 84 g/L,情况好转。

5.　肝移植术后发生肝衰竭该如何处理?

　　肝移植的术后管理可大致分为短期管理和中长期管理,移植肝衰竭可能出现在术后的任何阶段。短期管理是从肝移植手术结束、麻醉复苏开始,在重症监护室度过初期 24~48 h,随后转回至普通病房,继续接受相关治疗,直到康复出院结束,历时一般 2~3 周。中长期管理指的是患者出院以后的跟踪随访治疗,一般通过门诊复查,特殊情况也可以住院治疗,持续时间较长,可为数年至数十年。

　　1) 短期管理

　　移植肝功能的监测与管理:肝功能异常是肝移植术后最常见的表现,绝大多数移植术后不良事件都可导致肝功能异常,可能出现在术后的任何阶段。一般来说,每位肝移植患者术后都存在肝功能异常,通常在术后 9~13 天恢复至正常。如肝功能指标居高不下或下降缓慢,或下降到正常后再度升高,这些均为异常现象。

　　丙氨酸氨基转移酶(alanine aminotransferase, ALT)和天门冬氨酸氨基转移酶(aspartate aminotransferase, AST)是临床上肝功能检查的常用指标。肝移植术后 ALT 和 AST 的动态变化趋势相似,AST 的变化比 ALT 更敏感,两者都呈单峰变化,术后 1 天骤升,出现峰值,这可能与肝的损伤再灌注有关。术后 7 天 AST 迅速下降, ALT 下降速度稍慢于 AST。在肝组织受到损伤时,转氨酶释放入血液中,使血清转氨酶升高。因此,转氨酶能够直接反映肝细胞的生存、损伤和活性程度,因 ALT 和 AST 受其他肝外因素干扰小,可以作为反映肝功能状态的敏感指标。

　　总胆红素和直接胆红素的动态变化趋势相似,术后 1 天开始下降,术后 30 天降至正常值范围,两者恢复时间比 AST 和 ALT 相对要长,是肝功能恢复的远期指标,也是判断肝移植后是否存在并发症的重要生化标志物。

　　此外,相关的影像学检查在术后肝功能的监测中也必不可少。常用的影像学诊断技术包括磁共振成像、DSA、CT、内镜逆行胰胆管造影及彩色多普勒超声等,其中超声检查因价廉、无创、方便,一直作为首选的普查方法。

　　2) 中长期管理

　　肝移植术后慢性移植物失功定义为在移植后 1 年以上出现血清谷草转氨酶、谷丙转氨酶、碱性磷酸酶、胆红素的不断增加或持续增高(超出正常值上限 2 倍或 2 倍以上)。引起慢性移植肝失功的原因很多,包括慢性排斥反应、原有疾病的复发、血管并发症、胆道并发症、心脑血管疾病、感染、代谢性并发症和新生肿瘤等。

慢性排斥反应是慢性移植肝失功的首要原因。慢性排斥反应早期无明显症状,待出现明显排斥反应症状时,肝的损伤已经比较严重。因此,宜采用以预防为主的方针。应在肝移植术后加强对患者的健康教育,防止因患者自行停药或更改药物剂量而出现慢性排斥反应,导致移植物功能丧失。一旦发生慢性排斥反应,可以采取以下措施:①立即给予激素冲击治疗;②提高 FK506 的剂量或加用霉酚酸酯;③如果无效,可给予抗胸腺细胞球蛋白或加用 OKT3。但当慢性排斥反应难以逆转或出现肝衰竭时,应考虑行再次肝移植治疗。

胆道并发症也是慢性移植肝失功的重要原因,肝移植术后中远期发生的胆道并发症主要是胆管狭窄。大多数胆道并发症发生在肝移植术后半年内。肝外胆管的局限性狭窄可通过介入方式(如球囊扩张或放置支架)解决。介入治疗失败时可行胆肠吻合术。如果发生弥漫性胆管缺血病变,应在出现肝衰竭和全身感染之前及时行再次肝移植治疗。

感染也可引起慢性移植肝失功,与免疫抑制药的过度应用有关。肝移植后免疫抑制药的长期使用可导致免疫功能低下,如使用 FK506 引起的高血糖,使用大剂量激素治疗排斥反应的同时预防性使用广谱抗生素,腹部手术破坏肠道运动和屏障功能,移植术后中长期患者自我防范意识松懈等。肝移植术后感染管理的重点是尽可能减少或避免引起感染的危险因素,同时加强感染的监测,力争早期诊断、早期治疗,对降低肝移植术后感染的发生率及病死率具有重要意义。

患者肝功能恢复良好,术后 35 天遵医嘱予以出院,做好肝移植术后自我监测的宣教工作,做好护理随访工作,了解患者的健康状况,建立终身护患互动关系。

参 考 文 献

［1］ 中国医师协会器官移植医师分会,中华医学会器官移植学分会肝移植学组.中国肝癌肝移植临床实践指南(2021 版)［J］.实用器官移植电子杂志,2022,10(6):481-489.

［2］ DOMINGUEZ BASTANTE M, MOLINA RAYA A, VILCHEZ RABELO A, et al. Analysis of ischemic cholangiopathy after treatment of arterial thrombosis in liver transplantation in our series ［J］. Transplant Proc, 2018,50(2):628-630.

［3］ LUI S K, GARCIA C R, MEI X, et al. Re-transplantation for hepatic artery thrombosis: a national perspective ［J］. World J Surg, 2018,42(10):3357-3363.

［4］ MAGAND N, CORONADO J L, DREVON H, et al. Primary angioplasty or stenting for hepatic artery stenosis treatment after liver transplantation ［J］. Clin Transplant, 2019,33(12): e13729.

［5］ 中华医学会器官移植学分会围手术期管理学组.肝移植围手术期血管并发症诊治专家共识(2021 版)［J］.临床肝胆病杂志,2021,37(9):2054-2057.

［6］ ZHONG J, SMITH C, WALKER P, et al. Imaging post liver transplantation part I: vascular complications ［J］. Clin Radiol, 2020,75(11):845-853.

[7] 高海军,陈光,王浩,等.栓塞和支架治疗肝移植术后肝动脉假性动脉瘤[J].中华肝胆外科杂志, 2014,20(1):29-31.

[8] RATHER S A, NAYEEM M A, AGARWAL S, et al. Vascular complications in living donor liver transplantation at a high-volume center: Evolving protocols and trends observed over 10 years [J]. Liver Transpl, 2017,23(4):457-464.

[9] 陈文忠,张升宁,钟粤明,等.肝移植术后门静脉系统并发症的血管内介入治疗[J].影像研究与医学应用,2020,4(13):34-37.

[10] 张水军,王智慧.肝移植的出血及凝血围术期管理[J].实用器官移植电子杂志,2021,9(5): 345-347.

[11] 许瀛,张浩,栗光明,等.血栓弹力图预测肝移植术中大量输血及指导备血的研究[J].北京医学, 2021,43(9):875-879.

[12] 国家心血管病中心,中华护理学会心血管专业委员会,北京护理学会心血管专业委员会,等.急诊经皮冠状动脉介入治疗护理实践指南的构建[J].中华护理杂志,2019,54(1):36-41.

[13] 中华医学会神经病学分会,中华医学会神经病学分会神经血管介入协作组.脑血管造影术操作规范中国专家共识[J].中华神经科杂志,2018,51(1):7-13.

[14] 冯英璞,霍晓冉,张红梅,等.介入造影患者围手术期股动脉穿刺部位监测与管理的循证护理[J].介入放射学杂志,2023,32(3):272-277.

[15] 中国医师协会器官移植医师分会移植免疫学专业委员会,中国研究型医院学会加速康复外科委员会肝移植加速康复学组.成人慢加急性肝衰竭肝移植围手术期管理专家共识[J].器官移植, 2020,11(5):533-542.

病例 *8* 单倍体相合造血干细胞移植后并发毛细血管渗漏综合征

　　毛细血管渗漏综合征(capillary leakage syndrome, CLS)是指多种原因造成毛细血管内皮细胞损伤,使毛细血管通透性增加,大量血浆蛋白进入组织间隙,从而出现进行性的全身性水肿、低蛋白血症、低血容量性休克、急性肾缺血等临床表现的一组临床综合征。通常认为CLS是炎症反应严重失控,导致毛细血管通透性过度增加的结果。近年来随着造血干细胞移植技术的应用,在移植过程中常见的不良反应有寒战、高热、过敏、移植物抗宿主病等,而发生CLS是移植后较少见的致死性并发症,病情变化快,病死率高,难以预防。据相关文献报告,其发生率为5.4%～20.8%,故及时发现和有效治疗将有效降低移植相关病死率。因此,掌握其诊断标准及治疗方法对改善造血干细胞移植后患者的预后有十分重要的意义。

病例简介

患者,男,57 岁,确诊"急性淋巴细胞白血病"7 月余,本次为行造血干细胞移植而收治入院。患者系急性 B 淋巴细胞白血病,第一次疾病缓解期,供体为其儿子,人类白细胞抗原 6/10 相合,血型相同,A 型 RH 阳性。移植前完善各项检查化验,符合移植标准,药浴后入层流舱。

对患者具体的预处理方案如下:氟达拉滨 30 mg/(m² · d),移植前 5 天起,共 4 天;阿糖胞苷 1.5 g/(m² · d),移植前 5 天起,共 4 天;美法仑 70 mg/(m² · d),移植前 3 天起,共 2 天;移植当天予全身照射 3 Gy。移植物抗宿主病(graft versus host disease,GVHD)预防:即复宁 5 mg/(kg · d),移植前 2 天起,共 2 天;环磷酰胺 50 mg/kg,移植后第 3 天起;环孢素 120 mg/d,移植后第 4 天起;米芙 720 mg/次,每天口服 3 次,移植后第 4 天起至第 34 天。使用复方磺胺甲恶唑清除定植于肺部的卡氏肺孢子菌,予伏立康唑抗真菌,使用更昔洛韦抗病毒,予优思弗预防肝静脉闭塞病。患者预处理期间生命体征平稳,回输前予碳酸氢钠碱化尿液,氢化可的松防止输注反应,共回输供体干细胞 392 ml,全程予心电监护,专科护士护理,输注过程顺利。

移植后第 2 天,患者反复发热,予药物降温及抗感染治疗;移植后第 4 天,患者胸闷气促、双下肢轻度水肿,予吸氧及利尿治疗;移植后第 5 天,患者 SpO₂ 为 85%,双侧胸腔积液、I 型呼吸衰竭,考虑为肺水肿,予储氧面罩高流量吸氧,予甲泼尼龙减轻炎症反应,补充白蛋白纠正低蛋白血症;移植后第 7 天,患者液体出量少于入量,体重增长显著,利尿效果不佳,诊断其并发 CLS,予停用环孢素、细胞因子及白蛋白,予羟乙基淀粉提高胶体渗透压,继续利尿治疗,严格控制液体入量;移植后第 8 天,患者出现低血容量性休克症状,血氧饱和度进一步下降,予去甲肾上腺素升压治疗,同时给予高流量呼吸湿化治疗仪改善通气;移植后第 12 天,患者粒系植入,生命体征趋于平稳,呼吸衰竭症状已纠正,改用双鼻腔高流量吸氧;移植后第 22 天,患者液体出入量平衡,全身水肿情况较前好转,肺渗出恢复正常,停用激素;移植后第 29 天,患者遵医嘱转出层流舱。

病例知识点

① 毛细血管渗漏综合征的发生机制及常见病因。

② 移植后并发毛细血管渗漏综合征的突出表现与鉴别诊断。

③ 移植后发生毛细血管渗漏综合征的治疗对策。

④ 毛细血管渗漏综合征不同阶段患者的护理要点。

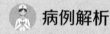 病例解析

1. 患者造血干细胞移植后不久便出现肺水肿、体重增长明显且利尿效果不佳、组织灌注不足等症状,为何考虑其并发了 CLS?

造血干细胞移植后的 CLS 一般多在移植后早期发生,可继发于自体移植和异体移植后。到目前为止,CLS 的具体发生机制并无明确定论。通常认为其病理生理机制为毛细血管内皮细胞的损伤。

内皮细胞是血液和其他组织之间一个活跃的生物界面,具有介导血管运动、维持血液稳态、参与炎症反应等多种功能。而内皮细胞保持血管通透性的能力取决于相邻内皮细胞间黏附连接和紧密连接的完整性,并以黏附连接的作用最为重要。血管内皮钙黏蛋白是黏附连接的主要成分。轻度炎症刺激引起血管内皮钙黏蛋白内化,血管通透性增加,但内皮结构保持完整;更严重的炎症刺激则引起内皮细胞分离,导致内皮细胞间形成空隙,显著增加了血管通透性。

CLS 常见于感染、创伤、烧伤、急性重症胰腺炎、体外循环术后等。与移植相关的原因如移植过程中的预处理、感染、细胞因子的应用等,都可以造成黏附连接的破坏,从而引起 CLS。

　　该患者严格按照造血干细胞移植日程表进行治疗。移植后出现感染，难以纠正的低蛋白血症，少尿、低血压、低血容量性休克等组织低灌注症状，以及全身水肿、胸腔积液等水肿症状。提示医生应进一步结合实验室检查确定其是否发生了 CLS。

2. 移植后血管内皮损伤可能导致一系列并发症，往往发生在移植后早期（30～60 天内），具有相似的发病机制，或是相近甚至是重合的临床表现。此时应该如何观察病情，根据患者的突出临床表现，为医生做出鉴别诊断提供依据呢？

　　目前对造血干细胞移植后发生的 CLS 并无统一的诊断标准，主要依靠临床表现和实验室检查来判断。多数学者认为移植后出现 CLS 的突出表现是在移植后 15 天内体重增加（24 h 内增加＞3%），及全身皮肤、黏膜进行性水肿，多浆膜腔积液，如腹水、胸腔积液、心包积液等，并且对利尿剂反应不佳。实验室检查提示：血液浓缩、白细胞计数增高、白蛋白水平降低等。

　　CLS 与植入综合征、肝窦阻塞综合征、弥漫性肺泡出血、移植相关血栓性微血管病统称为血管内皮综合征，须做好鉴别诊断。

　　植入综合征和 CLS 在病理生理基础和临床表现方面极为相似，但植入综合征的诊断前提是粒细胞植入，一般出现在中性粒细胞植入后 24～96 h 内；而 CLS 相对植入综合征没有发生时间的限制，可以发生得更早。

　　肝窦阻塞综合征一般发生在移植后 21 天内，除了体重增加外，主要表现为黄疸和肝脏疼痛，而 CLS 患者此类肝脏症状少见。

　　弥漫性肺泡出血的病变部位集中在肺脏，主要表现为呼吸困难、干咳、低氧血症。X 线检查提示弥漫性或局灶性间质、肺泡浸润，并可出现血性肺泡灌洗液，而 CLS 患者不会有血性肺泡灌洗液。

　　移植相关血栓性微血管病发生时间较晚，一般发生在移植后 60 天左右，病理特征是血管内微血栓形成，其全身水肿症状不明显。

　　该患者在造血干细胞移植后出现的临床表现均符合 CLS 的突出表现，如体重急剧增长、全身水肿突出且对利尿剂反应差等。查体无肝脾肿大，无腹部疼痛。血生化检查示白蛋白明显下降，血钠、氯浓度升高。结合以上临床表现及实验室检查，可以排除其他并发症，确诊患者为移植后并发 CLS。

3. 因接受造血干细胞移植的患者使用细胞毒药物、细胞因子、环孢素等不可避免,故移植相关的CLS较难预防。那么针对移植后发生CLS的治疗对策有哪些呢?

CLS目前仍缺乏特效的治疗措施,其治疗原则是积极祛除引起CLS的病因,维持正常血容量,改善循环功能,保证足够的氧供应。须采取以下治疗对策:

(1) 治疗原发病、解除病因:首先停用所有生长因子。在怀疑与静脉应用环孢素有关时,可将其改为口服或其他替代药来预防移植物抗宿主病。怀疑与感染有关时应积极控制感染。

(2) 改善毛细血管通透性:早期应用糖皮质激素,可降低毛细血管通透性,拮抗炎症介质,减轻血管渗漏。

(3) 维持有效血容量:液体治疗是CLS治疗的重要措施。根据不同阶段的病理生理特点选择恰当的液体种类,控制补液速度和补液量,维持组织器官灌注,以及防止休克是治疗成功的关键。CLS渗漏期的治疗重心是液体复苏。为保证组织灌注,应积极进行液体治疗,高分子量淀粉如羟乙基淀粉类等,不易透过血管内皮和渗漏至组织间隙,可增加血容量,且持续时间较长,在临床上具有很好的扩容效果;同时还可以抑制白细胞黏附浸润,进而减少毛细血管渗漏,现大多数学者将其作为CLS液体治疗的首选。CLS恢复期时毛细血管通透性增高现象被逐步纠正,大量液体回渗,造成有效血容量急剧上升,渗漏期为了维持血压而盲目大量补液反而更易加重这种反应,导致肺水肿、脑水肿等急性并发症发生。因此,早期识别渗漏期向恢复期的发展,使用利尿剂阻止血管内容量超负荷尤为重要。应在血流动力学监测下进行补液、适当利尿。容量过负荷者,若血流动力学稳定,首选利尿剂减轻容量负荷;若血压偏低,器官组织灌注尚可,可用白蛋白联合利尿剂减轻容量负荷。

(4) 大剂量免疫球蛋白治疗:免疫调节作用。阻断白细胞表面Fc受体,控制炎症反应;具有抗细胞因子特性,抑制白细胞介素产生。有文献报道,其可能是目前治疗CLS和预防复发最有效的方案。当医生诊断该患者合并CLS时,立即停用了环孢素及生长因子,给予甲泼尼龙抗排异及减少渗出,予以托珠单抗减少炎症反应,暂停使用白蛋白,给予羟乙基淀粉提高胶体渗透压,并予大剂量免疫球蛋白治疗。同时监测生命体征、中心静脉压、血常规、神志变化情况等。CLS恢复期时,给予甲泼尼龙减量治疗,恢复抗排异治疗,使用白蛋白联合利尿剂,并定期检测血常规,关注指标变化,复查胸腹水超声、胸部CT等,密切观察病情变化。

4. 发生 CLS 是一种严重的并发症，发生、发展常较迅速，几乎无前驱症状，且病死率高。应如何做好正确评估、及时干预、有效观察及护理呢？

临床上 CLS 分为毛细血管渗漏期和恢复期。渗漏期表现为进行性全身水肿、胸腔及腹腔积液、胃肠道水肿、非心源性肺水肿、低蛋白血症、低血压、少尿等，若治疗不及时，可因组织灌注不足而发生多器官功能障碍综合征，导致患者死亡。恢复期表现为全身水肿逐渐消退、血压及中心静脉压回升、不使用利尿剂的情况下尿量自行增加等。此时若继续大量补液，常可致急性肺间质水肿、加重低氧血症，甚至导致死亡。

（1）维持有效循环血量：当患者处于渗漏期时应快速补充胶体溶液，提高渗透压及 CVP，避免因组织灌注不足而发生多器官功能障碍综合征甚至多器官功能衰竭。一旦发现液体出量少于入量 1 000 ml 以上、CVP＞12 cmH$_2$O 时，及时通知医生，采用积极利尿等处理，此时对 CLS 的预后有重要意义。当患者处于恢复期时应当注意，尿量增加时输液量不应随尿量的增加而增加，否则可导致心力衰竭和肺水肿；此时严格控制总液体入量应少于 3 000 ml 为宜。

CVP 的测量有助于了解机体内液体的平衡情况。正常值为 5～12 cmH$_2$O（0.4～1.2 kPa）。CVP 并不能直接反映患者的血容量，它所反映的是心脏对回心血量的泵出能力，并提示静脉回心血量是否充足（表 8 - 1）。

表 8 - 1　中心静脉压（CVP）的临床意义

CVP	血压	临床意义	处理方法
低	低	血容量不足	充分补液
低	正常	血容量轻度不足	适当补液
高	低	心功能不全/血容量相对过多	强心、供氧、利尿、舒张血管、纠正酸中毒
高	正常	容量血管收缩，肺循环阻力增高	舒张血管
正常	低	心脏排血功能减低、血容量相对不足	强心、补液实验，血容量不足时适当补液

①在低血压时，CVP＜5 cmH$_2$O，提示有效血容量不足，可快速补液或补血浆；如 CVP＞12 cmH$_2$O，考虑有心功能不全，须采用增加心肌收缩力的药物如毛花苷 C（西地兰），严格控制液体入量；②当 CVP＞15 cmH$_2$O 时，提示有明显的右心衰竭，有发生肺水肿的可能，采用快速利尿药与洋地黄制剂；③CVP 降低亦可见于败血症、高热所致的血管扩张。

对该患者予 24 h 心电监护，密切监测血压、心率、呼吸、血氧饱和度的变化情况；准确记录 24 h 出入量，详细计算患者的饮食量、输液量，准确计算每小时的尿量、排便量、呕吐量、出汗量、腹泻次数及体重变化情况,排便后可称重计量,呕吐、腹泻时必须用量杯计量;每天至少监测2次CVP,必要时根据病情变化增加测量次数;每隔4~6 h汇总1次患者的液体出入量及体重、CVP、血压等情况。

(2)改善患者肺通气情况:CLS发生时双肺不同程度的渗出导致换气功能下降、血氧饱和度降低,加重组织缺氧,并导致毛细血管内皮进一步损伤,形成恶性循环,这也是导致患者死亡的主要原因。肺组织内毛细血管丰富,在CLS发生时首先受累;除肺组织水肿外,还可出现肺泡-毛细血管膜损伤,导致ARDS的发生。

高流量呼吸湿化治疗仪是指通过高流量专用鼻塞或其他患者接口,持续为患者提供可以调控并相对恒定的吸氧浓度(21%~100%)、温度(31~37 ℃)和湿度的高流量(8~80 L/min)吸入气体的治疗方式。其主要特点为提供稳定的高吸氧浓度,快速有效地改善血氧饱和度;冲刷生理性解剖无效腔,减少二氧化碳再吸入;形成一定的气道正压,保持气道通畅;降低患者上气道阻力和呼吸功能障碍等以改善患者的换气和部分通气功能;充分的湿化和温化,使气道黏液纤毛清除系统功能处于最佳状态。

该患者胸腔积液、Ⅰ型呼吸衰竭,给予半坐卧位,定时翻身、拍背,协助排痰,保持呼吸道通畅。当血氧饱和度未改善时,使用储氧面罩高流量吸氧以提高患者的血氧饱和度,改善胸闷、憋气症状。在患者血氧饱和度持续低下无法纠正时,采用高流量呼吸湿化治疗仪提高通气效率,改善氧疗效果。待渗出液吸收、呼吸衰竭纠正后再逐步过渡到双鼻腔吸氧。

(3)做好用药观察及护理:渗漏期时,应尽早使用糖皮质激素以修复损伤的毛细血管内皮,降低毛细血管通透性,抑制炎性介质的产生和释放;应用羟乙基淀粉提升血浆胶体渗透压,减少血管渗透。恢复期时,血压持续稳定,应尽早应用利尿剂,首选袢利尿剂如呋塞米减轻容量负荷;若血压偏低,器官组织灌注尚可,可用白蛋白联合利尿剂减轻容量负荷。

液体治疗时使用晶体液扩容可加重水肿,使临床症状恶化,因而补充胶体溶液对维持血管容量具有重要意义。白蛋白虽是正常机体维持血浆胶体渗透压的主要来源,但CLS渗漏期时输注白蛋白仅可短时间内增加血容量,随后却可自毛细血管渗漏到组织间隙中,致使组织间隙胶体渗透压增高,导致更多的水分积聚在组织间。有文献报道,输注过多的白蛋白可增加危重患者的病死率,故应慎用。

使用糖皮质激素时,重点观察患者的神志、血糖变化,以及有无瘀斑、瘀点、呕血和便血等情况,注意治疗过程中不可突然停药或减量过快;应用羟乙基淀粉时,密切观察患者的尿量、肾早期损伤标志物等的变化,及时提供提示患者肾功能不全的临床资料;使用呋塞米等利尿剂后,应监测每小时尿量、24小时出入量及每日体重变化。做好血生化检测,维持水、电解质平衡;用药期间观察患者是否存在过敏、发热或者寒战等不良反应，是否存在超负荷症状，每日测量血压、CVP，遵医嘱调整补液量及补液速度。

参 考 文 献

［1］王新叶,吴心怡,陈芳娇,等.1 例再生障碍性贫血行异基因造血干细胞移植合并毛细血管渗漏综合征患者的护理[J].当代护士(中旬刊),2019,26(12):142 - 144.

［2］董建华.毛细血管渗漏综合征研究进展[J].肾脏病与透析肾移植杂志,2019,28(2):151 - 155.

［3］廖娜,张慈婵,林晓芬,等.异基因造血干细胞移植患者预处理后并发毛细血管渗漏综合征的护理[J].中华护理杂志,2019,54(10):1498 - 1500.

［4］刘朝忠,钟声健.毛细血管渗漏综合征患者的临床诊治研究进展[J].临床医药文献电子杂志,2018,5(54):197 - 198.

［5］刘畅,胡绍燕.造血干细胞移植相关毛细血管渗漏综合征的研究进展[J].中国实验血液学杂志,2023,31(4):1237 - 1241.

［6］王蕾,黄双佳,符一岚,等.重组人白介素- 11 致 1 例毛细血管渗漏综合征的分析[J].药学与临床研究,2021,29(2):143 - 145.

病例 9 全肺切除术后并发支气管胸膜瘘

支气管胸膜瘘(bronchopleural fistula, BPF)是指支气管与胸膜腔之间的病理性通道。随着外科技术的改进、手术器械的发展及围手术期处理的完善,其发生率已明显降低。尽管如此,BPF 仍是全肺切除术后的严重并发症之一,发生率为 1.5%～4.5%,病死率为 29%～79%。行右肺全切术发生术后残端瘘的风险更高,究其原因可能与右主支气管残端相对较短,且缺乏纵隔组织覆盖有关。BPF 常发生在术后 7～10 天,根据发生时间的不同,临床上通常将其分为早期(7 天内)、中期(7～30 天)和晚期(30 天后)。根据发生位置的不同,BPF 可分为中央型和外周型。中央型 BPF 是指胸膜与主支气管或段支气管之间的瘘管连接。而外周 BPF 是指胸膜和段支气管以下或肺实质远端气道之间的瘘管连接。BPF 的危险因素包括糖尿病、长期应用糖皮质激素、低蛋白血症、术前接受新辅助放化疗,以及一些局部因素(如支气管残端处理不佳、肿瘤残留、结核感染)。大多数肺切除术后出现 BPF 的患者,尤其是术后早期出现 BPF 者,若适合手术、支气管残端无病变且预计术后能够拔管,可选择手术修复;对于手术风险高的术后 BPF(如化脓性胸膜肺疾病、血流动力学不稳定、重度低氧血症),通常适合一般支持性治疗或者支气管镜治疗。支气管镜治疗的主要目标是暂时闭合瘘口,作为手术的过渡。

患者,男,58 岁,因痰中带血 5 个月就诊,诊断为右肺恶性肿瘤。患者 5 个月前胸部增强 CT 检查示:右肺上叶近肺门旁见软组织团块影,大小约 2.1 cm×3.7 cm,考虑右肺中央型肺癌伴阻塞性肺炎。PET/CT 检查示:右肺上叶支气管闭塞伴软组织肿块,葡萄糖代谢增高,考虑恶性肿瘤伴阻塞性改变;右肺上叶尖端、前段结节葡萄糖代谢增高,考虑肿瘤转移;右肺门淋巴结葡萄糖代谢轻度增高。支气管镜活检示:鳞癌。于 4 个月前开始行新辅助化疗及免疫治疗共 4 次。2 周前 PET/CT 检查示:与 5 个月前相比,原发灶明显缩小,葡萄糖代谢明显下降,考虑治疗有效,残留肿块远端伴少许肺不张且阻塞性炎症。肺功能提示中度混合型通气功能障碍及小气道功能障碍。完善检查,告知风险,拟限期手术。此次入院在全麻下行"右侧全肺切除术＋纵隔淋巴结清扫术＋气管隆突成形术"。术后病理诊断:右肺中上叶低分化鳞状细胞癌。

术后患者气管位置居中,留置右颈深静脉导管输注药物,右胸管夹闭,定时开放,导尿管引流出澄清尿液。监测患者的生命体征及胸腔引流情况,鼓励患者咳痰,保持呼吸道通畅,必要时通过支气管镜吸痰,同时予以抗感染、化痰及营养支持治疗。于术后第 2 天予以拔除尿管,第 8 天予以拔除深静脉导管,第 9 天予以拔除右胸管,并继续抗感染治疗。因术后第 12 天患者夜间咳嗽次数增加,咳出 15 ml 淡血性稀薄痰,胸闷气促,查体:体温 36.8 ℃,神清语明,对答正常,心率 120 次/分,呼吸 28 次/分,血压 118/74 mmHg,SpO$_2$ 93%,右肺呼吸音消失,左肺可闻及少量湿啰音,手术切口敷料无明显渗血。床旁胸片提示:右肺术后,右侧胸腔积液,左肺炎症待查,心影增大。予右侧原手术切口处留置右胸管一根,引流出 450 ml 暗红色液体,呈Ⅲ度漏气,再次通过支气管镜吸痰一次,患者气促症状稍缓解,SpO$_2$ 为 95%～96%,结合临床及影像学结果诊断为 BPF。治疗过程中患者先后经历 5 次高热,术后第 28 天出现急性低氧血症,主诉胸闷、呼吸困难,SpO$_2$ 78%,呼吸 36 次/分,将双腔鼻导管氧流量调至 8 L/min,同时嘱患者主动深呼吸,症状无明显缓解,SpO$_2$ 可升高至 90%。动脉血气分析显示:PaO$_2$ 55 mmHg,SaO$_2$ 87%。给予经鼻高流量湿化氧疗,激素和平喘药物对症治疗,患者症状明显缓解,SpO$_2$ 可稳定在 95% 以上。动脉血气分析显示:PaO$_2$ 70 mmHg,SaO$_2$ 94%。术后 66 天患者胸腔积液颜色变浑,细菌培养结果为黏质沙雷菌,诊断为右侧脓胸。予持续胸腔闭式引流,根据药敏试验结果调整抗生素,予以抗感染、营养支持治疗,在患者病情稳定后指导其进行康复锻炼。

术后第 98 天患者可独立在病区走廊来回行走 4 圈,活动时生命体征平稳,心率<100 次/分,SpO_2>93％,肺部感染得到控制,BPF 瘘口有所缩小。术后第 121 天患者右侧胸腔积液并置管引流中,行胸部 CT 平扫示:纵隔右移,感染的胸腔积液尚未充分引流。术后第 134 天患者带胸腔引流管出院,出院后继续使用抗生素治疗,并定期于门诊接受影像学复查评估。

病例知识点

① 支气管胸膜瘘的诊断性评估。

② 支气管胸膜瘘治疗方式的选择。

③ 支气管胸膜瘘合并肺部感染的处理。

④ 急性低氧血症的评估与处置。

⑤ 支气管胸膜瘘合并脓胸的处理。

 病例解析

1. 患者于右全肺切除术后第 12 天咳嗽加重,咳出淡血性稀薄痰液,胸闷气促,胸片显示胸腔积液增加,予留置右胸管一根,引流出 450 ml 暗红色液体,呈Ⅲ度漏气,此时应如何进行诊断性评估?

对于临床高度怀疑为 BPF 的患者,为了做出及时、有效的治疗决策,往往需要紧急做相关的、有针对性的辅助检查。BPF 的诊断要结合临床、影像学和支气管镜检查结果,以证实支气管向胸膜腔漏气。虽然一些因 BPF 导致胸膜腔感染的患者可能有白细胞计数增多或红细胞沉降率升高,但没有特异性的实验室检查结果。大多数患者的症状出现在肺切除术后 2 周内,但确切比例尚不清楚。在肺切除术后突然出现呼吸困难、胸痛、血流动力学不稳定和皮下气肿(即张力性气胸的症状)的患者应怀疑 BPF。若患者仍留置胸腔引流管,则症状可能不会突发,唯一的表现可能是通过胸腔引流管出现大量持续性或新发漏气。胸部高分辨率 CT 不仅能够精准地显示气管、支气管、双肺、食管等是否存在病变,同时还能够对其细微结构改变,包括组织结构的缺损进行显示。因此,胸部 CT 是诊断 BPF 最简单、易行,同时也是最有用的辅助检查方式。对于绝大多数中央型 BPF,支气管镜检查往往可以明确支气管瘘的发生部位、大小以及发生的原因。

　　该患者咳嗽频次增加,痰液为淡血性且稀薄,伴随胸闷气促,胸片显示右侧胸腔积液较前增加(图 9-1),予以新置右侧胸腔引流管,发现较拔管前出现新发漏气,高度怀疑 BPF。之后予以胸部 CT 检查,可见右侧主支气管与胸膜腔之间的瘘口,明确诊断。

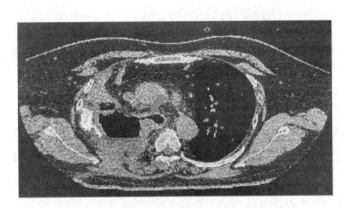

图 9-1　右侧支气管胸膜瘘胸部 CT 影像

 针对支气管胸膜瘘,应该选择何种治疗方式?

　　围绕 BPF 的临床治疗进展主要体现在支气管镜引导下的腔内介入治疗方面。特别是针对外周型 BPF,通过支气管腔内介入治疗后大多可以获得临床治愈;而对于中央型 BPF 的治疗,无论是外科手术或是腔内介入治疗,尽管有很多方法学上的尝试,但疗效进展不大。一般而言,早期裂口往往更适合立即修复或残端修复,而对于晚期裂口的修复可能技术难度更大,因为组织质量降低、出现成熟的瘘管,并且有显著的胸膜污染和瘢痕。

　　大多数发生在术后早期且未感染的 BPF 患者,接受手术修复的效果较好。手术修复包括:清除坏死组织以修复残端,用带血管蒂皮瓣组织(如网膜或肌肉)缝合以重新闭合支气管残端。使用支气管镜方法进行治疗的成功率差异较大，其适应证为不适合手术治疗的患者，包括出现脓毒性休克和重度低氧血症的患者，以及正在接受机械通气时发病和需要手术过渡期的患者。

保守的支持性治疗包括充分的胸腔闭式引流，评估和治疗潜在的胸膜腔感染，予以充分的营养支持。

若患者不能耐受支气管残端修复或早期修复失败，应考虑开窗胸腔引流术，因为充分引流可使大多数 BPF 逐渐闭合。开窗胸腔引流术的持续时间常取决于抗生素疗效、是否清除脓胸和营养状况。

该患者为右全肺切除术后，瘘口位于右主支气管，属于中央型 BPF，且病情反复，左侧肺部感染，右侧胸腔感染，不能耐受单肺通气，手术风险大，经评估后予以保守治疗。采用持续胸腔闭式引流，必要时进行胸腔冲洗，结合药敏试验结果抗感染治疗，予以营养支持，待病情稳定后指导患者下床活动及呼吸功能锻炼。

3. 患者出现右侧支气管胸膜瘘的同时，发生左侧肺部感染，该如何处置？

医院获得性肺炎（hospital acquired pneumonia，HAP）是指患者在住院期间没有接受有创机械通气、未处于病原感染的潜伏期，而于入院 48 h 后新发生的肺炎。临床诊疗思路：第一步，依据症状、体征和影像学征象确定 HAP 的临床诊断是否成立，并评估病情的严重程度（是否合并脓毒症）、可能的病原菌及其耐药危险因素；第二步，尽快采集呼吸道分泌物和血液标本送检病原微生物及感染相关生物标志物，并立即开始经验性抗感染治疗；第三步，48～72 h 后对实验室检测结果和初始抗感染治疗效果进行再评估；第四步，继续动态监测病情，观察感染相关生物标志物水平的变化，确定抗感染治疗的疗程及其他后续处理。

HAP 的治疗包括抗感染治疗、呼吸支持技术、器官功能支持治疗、非抗菌药物治疗等综合治疗措施，其中抗感染是最主要的治疗方式，包括经验性抗感染治疗和病原（目标）治疗。在进行病原学检查后，应尽早进行经验性抗感染治疗。病原治疗即目标性（针对性）抗感染治疗，是指针对已经明确的感染病原菌，参照体外药敏试验结果制订相应的抗菌药物治疗方案（窄谱或广谱、单药或联合用药）。进行病原治疗需要注意：①抗感染治疗前或调整方案前尽可能送检合格的病原学标本，并评估检查结果，排除污染或定植菌的干扰；②根据检测出的病原菌及其药敏试验结果，在初始经验性治疗效果评估的基础上酌情调整治疗方案；③HAP 常出现广泛耐药或全耐药菌感染，应以早期、足量、联合为原则使用抗菌药物,并应根据具体的最低抑菌浓度值及药代动力学和药效学理论,推算出不同患者的具体给药剂量、给药方式及给药次数等,以优化抗菌药物治疗的效能。

经验性治疗 48～72 h 后应进行疗效评估。疗效判断须结合患者的临床症状和体征、影像学改变、实验室检查结果进行综合判断。如获得明确的病原学结果后,应尽早转为目标治疗或降阶梯治疗(由联合治疗转为单药治疗,或由广谱抗菌药物转为窄谱抗菌药物)。如治疗无效且病原学结果不明,须进一步进行病原学检查,并重新评估病原学结果,调整治疗药物。根据患者的临床症状和体征、影像学和实验室检查(特别是血小板压积)等结果决定停药时机。

该患者术后第 12 天,白细胞计数 15.84×10⁹/L,中性粒细胞占比 87.7%,血小板压积 0.078 ng/ml,痰标本药敏定量试验提示革兰氏阴性菌(嗜麦芽窄食单胞菌),对复方新诺明、左氧氟沙星、米诺环素敏感。应根据药敏试验结果调整抗生素,并定期评估疗效。

4. 患者出现急性低氧血症,应如何处置?

低氧血症是各种呼吸系统并发症的共同表现之一,早期正确地认识与处理对改善患者预后意义重大。氧疗作为现代医学中应用最广泛的治疗方法之一,其重要性不言而喻。当患者出现 SpO_2 下降或氧合指数≤300 mmHg 时,氧疗有助于及时改善患者的缺氧症状。通过提高吸入气体中的氧浓度或改进氧气输送模式,增加肺泡氧浓度,促进氧弥散,从而提高 PaO_2 和血氧饱和度,以缓解或纠正机体的缺氧状态。

经鼻高流量湿化氧疗作为一种新的呼吸支持技术,近些年来在临床得到广泛应用。该治疗设备主要包括空氧混合装置、湿化治疗仪、高流量鼻塞以及连接呼吸管路,可为患者提供具有相对恒定的吸氧浓度(21%～100%)、温度(31～37 ℃)和湿度的高流量(8～80 L/min)气体,通过鼻塞进行氧疗具有很好的舒适性。经鼻高流量湿化氧疗能够通过吸入高流量气体产生一定水平的呼气末正压,冲刷上呼吸道生理无效腔,恒温、恒湿的气体可维持黏液纤毛清除系统功能以及降低患者上气道阻力和呼吸功等作用,改善患者的换气和部分通气功能;还可降低患者行气管插管的风险,对急性低氧性呼吸衰竭患者进行呼吸支持是安全有效的。

术后第 28 天患者出现急性低氧血症,使用传统氧疗效果不佳,予以经鼻高流量湿化氧疗,予以激素与平喘药物对症治疗,患者症状明显缓解,SpO_2 可稳定在 95% 以上。动脉血气分析显示:PaO_2 70 mmHg,SaO_2 94%。待肺部感染有所控制,低氧血症有所好转后再逐步过渡到传统氧疗。

 患者在治疗支气管胸膜瘘的过程中继发脓胸，该如何处理?

脓胸是指病菌侵入胸膜腔，产生脓性渗出液，积聚于胸膜腔内。肺切除术后脓胸发生率达5%，全肺切除术后脓胸发生率为10%。脓胸可分为三期。①Ⅰ阶段：又称急性期或渗出期。本期病原体入侵胸膜腔后产生炎症，此时胸膜充血、渗出。早期渗出液较稀薄，随着白细胞和纤维素逐渐增多，浆液性转为脓性。②Ⅱ阶段，又称过渡期或纤维素期。本期脓液含有大量纤维蛋白，沉积于脏层和壁层胸膜，使之产生摩擦，导致胸痛；同时也导致胸腔固定、呼吸活动受限。③Ⅲ阶段，又称慢性期或机化期。本期肉芽组织形成，纤维素机化，在脏层、壁层胸膜上形成致密、韧厚的纤维板，甚至钙化，构成脓腔壁。纤维板固定肺组织，并导致胸廓内陷、肋间隙变窄、纵隔向患侧移位，严重影响呼吸功能。

急性脓胸患者往往由于高热消耗大量能量，故须保证足够的营养，保证水、电解质平衡，给予高热量、高维生素、高蛋白质饮食；必要时静脉输入血浆和白蛋白。同时积极纠正高血糖、贫血等情况，有利于炎症控制。选择敏感的抗菌药物治疗，提高疗效。须持续胸腔闭式引流，引流失败最常见的原因是引流管阻塞和引流管定位欠佳。脓胸患者引流管阻塞的发生率达11%～30%，最高可达64%，治疗远比非复杂性胸腔积液和气胸困难。行胸腔引流冲洗是防止引流管阻塞的有效手段。脓胸引流欠佳时要及早进行侵入性治疗，如腔内溶解性治疗或外科手术。根据脓胸发展的三个阶段，依次选择置管引流、电视辅助胸腔镜手术和开胸手术。

在脓胸发展过程中，Ⅱ阶段胸腔积液逐渐变浑浊，机化形成肉芽组织，在脏层胸膜外形成外壳，这个过程导致患侧胸廓萎缩、肋间隙变窄、纵隔向患侧移位。慢性脓胸大多需要手术治疗，包括改进引流、胸膜纤维板剥除术、胸廓成形术和胸膜肺切除术。

对于难治性患者可长时间开窗胸腔引流，当感染组织排空时，肉芽组织在脓腔内形成，闭合脓腔并用抗菌药物溶液充盈局部治疗。此外，也可以选择用肌肉组织或网膜瓣伴或者不伴部分胸腔成形术。对于反复或持续BPF又不适合其他手术或伴有复发肿瘤者，可首选长时间开窗胸腔引流。

术后第66天，患者胸腔积液颜色变浑浊，细菌培养为黏质沙雷菌，诊断为右侧脓胸。予持续胸腔闭式引流，根据药敏试验结果调整抗菌药物，进行抗感染治疗及营养支持治疗。该患者虽已出院，但目前仍然处于持续胸腔闭式引流中，若发生引流管堵塞，须及时就医，进行胸腔引流冲洗。后续根据患者感染组织的排空及炎症控制情况，选择是否需要开窗胸腔引流。

参 考 文 献

［1］李强.气管、支气管瘘的临床诊治现状与展望［J］.中华医学杂志,2022,102(44):3487-3491.

［2］中华医学会呼吸病学分会感染学组.中国成人医院获得性肺炎与呼吸机相关性肺炎诊断和治疗指南(2018年版)［J］.中华结核和呼吸杂志,2018,41(4):255-280.

［3］纪文焘,王薇,薄禄龙,等.围手术期低氧血症患者的无创呼吸支持治疗:欧洲麻醉学会与欧洲重症监护医学会联合指南解读［J］.国际麻醉学与复苏杂志,2021,42(1):4-7.

［4］中华医学会呼吸病学分会呼吸危重症医学学组,中国医师协会呼吸医师分会危重症医学工作委员会.成人经鼻高流量湿化氧疗临床规范应用专家共识［J］.中华结核和呼吸杂志,2019,42(2):83-91.

［5］余莉.脓胸的治疗原则及进展［J］.内科理论与实践,2020,15(1):21-24.

病例 *10* 下肢动脉栓塞合并甲亢危象

　　内分泌急症甲亢危象是甲状腺功能亢进症(后称为"甲亢")的严重并发症,常伴一个或多个器官的功能失代偿,病情进展迅速,病死率高。甲亢患者未经治疗或治疗不充分时,其临床表现中心律失常、房颤可引起栓子脱落阻塞血管,从而导致远端肢体出现缺血现象,引发血管外科危急疾病动脉栓塞,继发的各类临床不良现象严重威胁患者的生命安全,常见的栓塞部位为股总动脉、腘动脉等下肢部位。针对下肢动脉栓塞,目前推荐手术为主要治疗方式,包括取栓术和介入腔内手术;同时联合治疗甲亢危象,全面干预、持续监测。因甲亢危象的临床表现不典型,相关文献报道较少,多为个案,可根据患者的病情采取个体化的综合治疗。

病例简介

　　患者,女,61岁,于5年前因怕热、乏力、纳亢就诊,诊断为甲亢,后予赛治(甲巯咪唑片)口服治疗。2年前,患者自觉长时间接触油漆等装修材料后出现气喘、心悸,外院就诊后予倍他乐克控制心率至今,此次为进一步检查并拟同位素治疗收住入院。

　　患者在病房行心电监护提示心室率168次/分,快速房颤伴心室率增快,予呋塞米、普罗帕酮、普萘洛尔和螺内酯对症处理,经抢救后转为窦性,合并充血性心力衰竭,诊断为甲亢危象前期。后于病房再次突发快速房颤并伴有左下肢疼痛明显,床旁血管B超提示:双侧下肢动脉硬化伴多发斑块形成,左侧股浅动脉中下段血流充盈不佳,左侧腘动脉血流频谱呈小慢波。血管外科会诊后,考虑为甲亢房颤引起下肢动脉栓塞,符合手术指征,予行股动脉取栓术＋股动脉支架置入术＋股动脉球囊血管成形术,术后转入监护室进一步治疗。

　　患者主要诊断为:①弥漫性甲状腺肿伴甲亢(Graves病)、甲亢性心脏病、阵发性心房颤动;②下肢动脉栓塞术后。患者予下肢动脉取栓术后为行进一步治疗转入ICU,转入ICU时患者神志昏迷,予气管插管接呼吸机辅助通气,左侧腹股沟术后敷料覆盖中,接引流管一根,引流出少量淡血性液体,导尿管引流液颜色澄清。患者术后存在以下问题:左下肢红肿、皮温高,下肢动脉搏动不佳,体温38.5℃,心率快(161次/分),存在甲亢危象的表现。凝血常规APTT为109.20 s,心肌损伤物CK-MB含量为77.20 ng/ml,肌红蛋白＞4 105.0 ng/ml,考虑甲亢危象。请求联合会诊后,各科建议进行血浆置换治疗,以减少血流中三碘甲状腺原氨酸(triiodothyronine, T_3)、甲状腺素(thyroxine, T_4)水平,缓解原发病,后维持治疗予艾司洛尔联合普萘洛尔及倍他乐克控制心率;予赛治控制甲状腺功能;普通肝素钠持续泵入改善下肢循环,预防再栓塞,并每隔2 h监测1次足背动脉搏动,予蜂蜜加新癀片外敷改善下肢血液循环以及维持出入量、电解质平衡等对症治疗。

　　患者入ICU后,完善各项检查,包括血常规、肝肾功能、电解质、凝血功能、感染指标、甲状腺功能、下肢血管彩超以及头胸腹CT等相关检查,结果显示心功能、甲状腺功能明显受损,生化、电解质指标紊乱,血红蛋白水平进行性下降,白细胞计数持续增高,感染未能较好控制,甲状腺激素持续较高水平,心肌肌钙蛋白等指标未达标。对症处理后未能较好控制,予肾内科、心内科、血管外科联合会诊,后调整用药,建议血浆置换,控制原发病和减轻全身反应。与患者家属沟通后进行血浆置换治疗,患者内分泌功能、多脏器功能等情况好转，经积极治疗后转入普通病房。

病例知识点

① 下肢动脉栓塞的发病原因及临床诊疗方案。

② 下肢动脉栓塞介入术后骨筋膜室综合征的管理。

③ 介入术后合并甲亢危象的急救处置。

④ 血浆置换在合并甲亢危象中的应用。

 病例解析

1. 患者因为甲亢及血糖控制不佳收治入院，为什么会发生下肢动脉栓塞情况？针对下肢动脉栓塞的临床治疗策略是什么？

下肢动脉栓塞中 80%～90% 的栓子来源于心血管疾病，多数是由于房颤时栓子脱落，阻塞血管，导致远端肢体缺血。随着动脉硬化患者发病率的增高，由冠心病导致的动脉栓塞比例也在逐渐上升。甲状腺功能亢进者心血管系统并发症中最常见的是房颤，房颤时心房不规则运动持续 48 h 以上就有可能形成左心房附壁血栓。而左心房附壁血栓一旦脱落，就可导致发生血栓栓塞事件。下肢动脉栓塞的症状主要为"5P"征，即疼痛（pain）、感觉异常（paresthesia）、运动障碍（paralysis）、无脉（pulselessness）和苍白（pallor）。当出现上述表现时，常意味着血栓或栓子引起了急性的血管闭塞，需要进行急诊手术，必须将栓子或血栓取出后才能重建血运。如果时间超过 6 h，则肌肉内可能会出现不可逆的坏死，这种情况在血运重建后也不能恢复所有肢体的血运，导致部分患者需要截掉脚趾或小腿。

　　临床上明确下肢动脉有无栓塞的方法如下。①皮温测定：能精确测定皮温正常与降低交界处，从而推测栓塞发生部位。②彩色多普勒超声检查：能测定动脉血流情况，在病变近侧可闻及正常血流音，而在其远侧血流音或讯号立即消失或明显减弱。超声常常作为下肢动脉栓塞的首选检查方法。③动脉造影检查：仅在诊断有疑问时才进行。

　　临床治疗策略主要包括抗凝和手术等治疗方式。①抗凝治疗：对于下肢动脉栓塞，最基础的治疗为抗凝治疗，肝素是唯一有效和可靠的药物。肝素有两种给药方式：常规是 24 h 持续静脉泵入普通肝素钠，每 4 h 检查 1 次凝血功能、激活凝血酶时间（activated clotting time, ACT），并调整剂量，维持 1～2 周，使 APTT 延长 1～1.5 倍以后，口服华法林钠；另一种方法是皮下注射低分子量肝素每日 2 次，每次间隔 12 h，剂量应该根据患者的体重来调整。抗凝不仅可稳定已形成的血栓，还可以预防继发性血栓形成、提高取栓术的效果。无论是轻度肢体缺血无须手术治疗者，还是患者无法耐受手术者，或是行手术取栓者，甚至是已出现肢体不可逆缺血的患者，抗凝都是最基础的治疗方式。②外科手术取栓：根据相关研究显示，传统取栓术的手术最佳时机是下肢动脉栓塞 12 h 以内，对于已发生动脉栓塞的患者效果较好；Fogarty 取栓导管的使用，这也是目前下肢动脉栓塞的标准治疗方式。这种方法允许临床医生在局部麻醉下，取较小的切口完成手术，以迅速重建下肢血运。③血管腔内治疗：导管溶栓和经皮机械血栓清除术是更加微创的手术，介入导管溶栓适用于急性下肢动脉闭塞合并血栓形成的患者，对于高龄、基础疾病较多、难以耐受手术创伤的患者，可以减少手术所导致的并发症及死亡。相关研究表明，与传统手术相比，导管溶栓降低了患者围手术期的病死率，但对于动脉栓塞时间较长的患者，导管溶栓效果并不如传统手术。

　　急性肢体缺血根据下肢动脉栓塞的临床表现可分为以下三期，并根据以下表 10-1 分期采取合适的临床策略。Ⅰ期及Ⅱa 期患者，无溶栓禁忌，优先推荐局部置管溶栓治疗。Ⅰ期及Ⅱ期患者，推荐通过介入机械血栓清除、局部溶栓＋球囊、支架治疗，复通血流。Ⅱb 期患者，推荐首选手术切开取栓，其次是局部溶栓或机械血栓清除治疗。Ⅲ期的患者，推荐首选截肢治疗；也可行外科取栓治疗，在快速复通血流的同时考虑截肢治疗，以降低截肢平面。

表 10-1　急性肢体缺血临床分期（Rutherford 分期）

分期	预后	感觉缺失	运动障碍	动脉彩超	静脉彩超
Ⅰ：可存活	存活未受威胁	无	无	正常	正常
Ⅱ：存活受威胁					
Ⅱa：存活未受到立即威胁	及时治疗，肢体可存活	无或局限于足趾	无	通常消失	正常

续 表

分期	预后	感觉缺失	运动障碍	动脉彩超	静脉彩超
Ⅱb:存活受到立即威胁	立即治疗,肢体方可存活	超过足趾,出现静息痛	轻或中度	通常消失	正常
Ⅲ:不可逆缺血	肢体丧失不可避免	严重感觉障碍	严重麻痹	消失	消失

该患者在病房内突发左下肢疼痛伴明显轻度运动障碍,予下肢血管彩超显示左侧股浅动脉中下段血流充盈不佳,左侧腘动脉血流频谱呈小慢波,诊断为临床下肢动脉栓塞Ⅱ期。立即予外科股动脉取栓术＋股动脉支架置入术＋股动脉球囊血管成形术,术后继续抗凝治疗,予普通肝素钠微量泵入维持使用,预防再栓塞发生,并持续监测凝血指标。

2. 患者术后左下肢红肿,皮温高,患肢足背动脉搏动不佳,应怎样做好术后护理呢? 是否发生了骨筋膜室综合征?

骨筋膜室综合征是指在骨、骨间膜、肌间隔、深筋膜等组成的所有密闭的解剖空间即筋膜室内,因各种内源或外源性因素引起组织间隙压力超过灌注压,阻断筋膜室内组织(肌肉和神经)微循环,导致筋膜室内组织急性缺血所致的一系列证候群。下肢动脉栓塞术后,因血流重建造成的缺血-再灌注损伤产生大量自由基,同时激活炎性细胞生成炎症介质,使毛细血管通透性增高,大量渗出液进入骨筋膜室组织间隙,引起室容积骤增,室内压增高,室内血液循环受阻。组织缺血而并发骨筋膜室综合征的主要表现有疼痛,患肢肿胀、颜色改变,脉搏减弱,患肢感觉异常及患肢麻痹,其中疼痛是最主要也是最早期的典型表现。

骨筋膜室综合征作为骨科常见且严重的一种并发症,发展迅速且后果严重,若未及时正确诊治,轻者可致肌肉坏死、神经麻痹,重者可导致肢体坏死、截肢甚至危及生命,故早期诊治非常重要。目前诊断主要依赖于病史、症状、体征及筋膜室测压等辅助检查。由于其症状与体征往往不具有特异性,因此,对于有可疑症状的患者,应尽早地应用骨筋膜室内压力检测等客观检查方法来帮助早期明确诊断。测量筋膜室内压的方法是将 18 号针头直接插入所需测量的筋膜室内,针头末端连接水银血压计,从而直接测量筋膜室内压力。此法简单方便,容易操作,至今仍在临床上广泛使用。对筋膜室内压力阈值的确定,目前仍存在争议。正常筋膜室内压力为 $0 \sim 8$ mmHg($1\,\mathrm{mmHg}=0.133\,\mathrm{kPa}$),根据相关研究,目前更倾向于以肌组织的灌注压($\Delta P=$舒张压－筋膜室内压）＜30 mmHg 作为临界标准。筋膜室内压力测定作为一种有创的临床操作，临床医师应根据需要合理选用，测压时注意暂时停止溶栓治疗，防止出血等并发症的发生。

临床治疗骨筋膜室综合征分为保守治疗和手术治疗。保守治疗时，对轻度或可疑骨筋膜室综合征的患者应去除各种可能导致筋膜室内压升高的诱因，早期予以 20% 甘露醇、七叶皂苷钠、地塞米松等治疗可以有效减少渗出，促进血管外液向血管内转移，从而降低筋膜室内压力。手术治疗分为传统手术和微创手术。传统手术方式为大切口减压法，经皮广泛切开，切口不缝合，二期缝合或植皮修复创面，适用于无法减压的中晚期骨筋膜室综合征。微创手术包括微创筋膜刀治疗、网状切口治疗、有限切开负压吸引术、负压封闭引流技术、闭合性骨折固定等，具有切口小、损伤小、易于操作、降低感染风险等优点，有利于减轻患者的痛苦，提高疗效，缩短治疗时间。

在临床上要及时发现术后并发骨筋膜室综合征，避免因不及时观察或者救治导致截肢等情况发生。其下肢动脉栓塞患肢术后的护理重点应在观察患肢变化上。首先是肢体疼痛情况，是骨筋膜室综合征最早出现的症状，应准确、及时地记录疼痛发生的时间和程度，区别疼痛的性质及原因，判断是否为肌肉缺血引起的疼痛，可遵医嘱给予镇痛药，晚期病情加重时可出现无疼痛感、感觉消失等现象。其次为观察肢体肿胀的情况。肿胀的程度和创伤、血管分布的位置有关，轻度肿胀皮纹消失；中度肿胀为皮纹消失，皮肤发亮，影响肢体功能活动；重度肿胀会有张力性水泡形成。最后是患肢循环情况，观察患肢皮肤的颜色、感觉、皮温。对于术后患肢的早期药物治疗主要是继续抗凝溶栓治疗，辅助治疗可以使用药物外敷，如西药复合制剂新癀片加蜂蜜外敷治疗。新癀片为中西药复合制剂，由肿节风、珍珠层粉、三七等药组成，均具有清热解毒、活血化瘀、消肿止痛、抗菌消炎等作用。蜂蜜质地黏稠，味甘性平，含有的多种氨基酸和维生素等对受伤组织和上皮细胞起到修复损伤的作用。据现代药理研究证明，蜂蜜具有解毒、抗菌、消炎止痛、滋润、防腐、保护创面、促进细胞再生和渗液吸收、减轻水肿等功效；同时还具有调和诸药，增加药物的黏稠性、附着性的作用，延长药物在皮肤上的留滞时间，从而增加药物作用于病患皮肤的时间，促进改善微循环，增加局部血液循环。

该患者术后左下肢肿胀伴发红、皮温高（图 10-1）。由于患者处于术后镇静状态，无法观察是否疼痛，予以甘露醇，12 h 后患肢症状未缓解，予床边监测肌组织灌注压为31 mmHg。床边评估后予手术行筋膜切开减压术，术后予患肢平置，低于心脏平面15°，保持伤口敷料干燥无渗出，遵医嘱予每隔 2 h 密切监测 1 次患肢皮温、皮色及足背动脉搏动，并予中西药复合制剂新癀片加蜂蜜外敷治疗，改善患肢的血液循环，发现左下肢红肿逐渐消退。

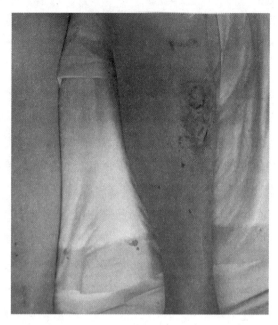

图 10-1 左下肢红肿伴皮温高

3. 患者入 ICU 后出现持续性的窦性心动过速伴发房颤,体温居高不下,此时甲亢危象应如何做好床边急救处置?

甲状腺危象也称甲亢危象,是一种危及生命的内分泌急症,需要紧急治疗。其发生原因可能与循环内甲状腺激素水平急骤增高有关,多发生于久患甲亢未治疗或治疗不充分的患者,常见诱因有感染、手术、创伤、精神刺激等,患者最常见的死因为多器官功能衰竭。甲亢危象的临床表现是在原有的甲亢症状上突然加重,其特征性表现是代谢率高度增高及过度肾上腺素能反应症状,即高热、心率增快、心力衰竭、意识丧失等,具有发病快、病情变化快、死亡率高的特点。甲亢危象的特征是多器官功能衰竭,也是甲亢危象患者死亡的主要原因。

甲亢导致心力衰竭的发病机制为机体的功能随着年龄的增长而逐渐退化,并伴随着心肌细胞纤维化进展,此时心肌胶原含量上升,心肌细胞对甲状腺激素的耐受度不足,故甲状腺激素水平过高可造成心脏负荷加重、心肌损害加剧,患者心脏受损风险高、心功能不全发生风险显著上升。有研究发现,大量血清游离甲状腺素(free thyroxine, FT_4)还可使交感神经张力上升、心肌细胞膜 β 受体数量增加,此时心肌细胞对儿茶酚胺的敏感性急速上升、心肌耗氧量大幅增加,心动过速风险也随之上升。因此,在甲亢性心脏病中还应观察心肌细胞功能指标。

目前对甲亢危象的治疗方法包括抑制甲状腺激素合成和释放、抑制 T_4 向 T_3 转换、减轻周围组织对甲状腺激素的反应、增强机体的应激能力、β 受体阻滞剂减慢心室率、对症支持等，也有文献报道血液净化在抢救甲亢危象患者时发挥重要作用。甲亢危象的药物治疗主要包括抗甲状腺药物（antithyroid drug，ATD），如甲巯咪唑、丙硫氧嘧啶、无机碘化物、糖皮质激素和 β 受体阻滞剂。甲巯咪唑、丙硫氧嘧啶和无机碘化物是通过减少甲状腺激素的合成和分泌，拮抗甲状腺激素的外周作用，以及逆转系统性失代偿。糖皮质激素和常用的 β 受体阻滞剂普萘洛尔可以抑制甲状腺激素的合成，以及抑制外周 T_4 向 T_3 的转换。普萘洛尔常与 ATD 合用，可较快控制甲亢危象的临床症状。在应用糖皮质激素期间，应密切监测和预防潜在的不良反应，如高血糖、消化性溃疡和感染等。

该患者入 ICU 后出现高热、心动过速、心力衰竭症状，体温维持在 38.5 ℃左右，予冰毯做好降温处理。患者术后心肌损伤标志物，如肌钙蛋白、CK - MB、肌红蛋白指标均显著上升，遵医嘱予心电图检查提示为窦性心动过速伴房颤，积极予艾司洛尔联合普萘洛尔及倍他乐克控制心率，予普萘洛尔 60 mg、美托洛尔 25 mg、普罗帕酮 150 mg 使用。控制原发病，予赛治控制甲状腺功能，使用甲泼尼龙 60 mg 进行激素治疗。加强液体对症支持治疗，输液速度每分钟不超过 30 滴，使用输液泵严格控制滴速，避免加重心功能不全，并做好用药后观察，监测甲状腺功能、肝功能和血常规等情况。

4. 随着患者病情逐渐恶化，出现呼吸窘迫、持续性房颤心率、血流动力学不稳定、急性肾脏损伤、心肌损伤等多脏器功能衰竭，此时应如何处理？进行血浆置换是否能有所改善？

治疗性血浆置换（therapeutic plasma exchange，TPE）作为有效的替代疗法之一，被使用至今。TPE 是一种体外血液净化技术，此方法的主要机制是：TPE 可将血液中与血清蛋白结合的循环甲状腺激素（甲状腺激素结合球蛋白、运甲状腺激素蛋白和白蛋白）清除；TPE 还可以补充新鲜冷冻血浆中未结合的球蛋白，从而为游离甲状腺激素提供新的结合位点，以在下一次 TPE 治疗中将其去除，从而降低血清中甲状腺激素的水平，减轻患者的临床表现。相关研究表明，TPE 对治疗 Graves 病和多结节性甲状腺肿引起的甲亢有显著益处，近年来 TPE 已成功用于治疗严重甲亢或甲亢危象。

血浆置换有维持血流动力学的稳定、调节机体免疫状态、清除炎症介质、精准控制容量平衡、减轻多器官负荷、稳定内环境的作用，为传统治疗手段效果不佳（包括产生可逆性循环衰竭）的病例提供了一种新的临床思路。有研究表明，在行单次 TPE 后，可清除体内病理性物质 63%～75%，并随着该物质初始水平下降后，因血管内外重新分布而出现反弹情况。通过多次治疗维持血流动力学稳定,帮助持续清除体内炎症物质,降低 FT_4 的毒性作用,有助于纠正患者的电解质紊乱及酸碱平衡失调,维持循环稳定。从根本上解决因原发病导致的一系列临床表现及多器官功能衰竭。

该患者后进一步完善检查,显示甲状腺功能异常,T_3、T_4、肌红蛋白及肌酸激酶水平显著升高,予抗感染、利尿治疗,减轻心脏负荷,改善心功能,控制心室率;抑酸护胃,控制血糖,输血,抑制 T_3、T_4 合成,维持电解质平衡治疗。后结合其他检验指标,考虑多脏器衰竭,告知病情危重,预后差,联系家属后同意进行 TPE,并继续予激素治疗,联合赛治抑制 T_3、T_4 合成,改善心功能,碱化尿液等对症治疗,经治疗后症状明显改善。

参 考 文 献

[1] 《中国血栓性疾病防治指南》专家委员会. 中国血栓性疾病防治指南[J]. 中华医学杂志,2018,98(36):2861-2888.

[2] 中华医学会骨科学分会外固定与肢体重建学组,中国医师协会创伤外科医师分会创伤感染专业委员会,中国医师协会骨科医师分会创伤专家工作委员会. 中国急性骨筋膜室综合征早期诊断与治疗指南(2020 版)[J]. 中华创伤骨科杂志,2020,22(8):645-654.

[3] 姚瑶,郑仁东,刘超. 血浆置换治疗甲状腺功能亢进症的研究进展[J]. 国际内分泌代谢杂志,2020,40(5):320-322.

[4] 肖政辉. 骨筋膜室综合征[J]. 中国小儿急救医学,2019(2):102-106.

[5] 中华医学会急诊医学分会,中国医药教育协会急诊专业委员会,中国医师协会急诊医师分会,等. 甲状腺危象急诊诊治专家共识[J]. 中华急诊医学杂志,2021,30(6):663-670.

病例 **11** 敌草快中毒

敌草快是一种非选择性速效灭生性除草剂,属联吡啶类化合物,这种农药是剧毒药物。临床上与此相关的常见中毒原因为有自杀倾向的人员发生的口服中毒,其主要毒理机制是通过还原-氧化过程在细胞内产生活性氧和活性氮引起氧化应激,进而导致细胞功能障碍。敌草快吸收后快速分布到全身各组织器官,引起以肾、肝为主的多器官功能障碍,消化道症状是早期最突出的临床表现,患者可表现为口腔灼痛、溃疡、黏膜水肿、食管损伤、恶心、呕吐、腹痛、腹泻等。中毒后1~4天内可出现麻痹性肠梗阻。肾脏是敌草快吸收后的主要排泄器官,也是损伤的主要靶器官,损害严重程度可从单纯蛋白尿到急性肾衰竭。肝损伤表现为转氨酶、乳酸脱氢酶、碱性磷酸酶以及胆红素水平等的升高。相关文献表明,敌草快对中枢神经细胞具有毒性作用,患者表现为头晕、嗜睡、抽搐、昏迷,也可表现为兴奋、烦躁不安及定向力障碍,部分患者影像学检查可有脑水肿、脑干梗死或出血,如出现中枢神经系统症状则提示预后不良。敌草快中毒目前尚无特效解毒剂。鉴于敌草快中毒患者预后和中毒剂量存在明显的相关性,尽早采取措施清除毒物、加快已吸收毒物的排泄是治疗急性敌草快中毒的基础。临床用药主要围绕抗氧化、清除炎症介质、防治脏器功能损伤三个方面。摄入敌草快的剂量是影响患者预后的关键:摄入量<1g敌草快阳离子时,患者预后较好;而摄入量>12g敌草快阳离子时,患者多在48h内死亡;摄入量处于两者之间时,患者主要表现为多器官功能障碍,尤以急性肾衰竭最多见。

🩺 病例简介

  患者自服敌草快约 250 ml,事后即感乏力、头晕、大汗及恶心呕吐,呕吐数次,均为淡绿色液体,遂自行拨打 120 于急诊科就诊。入院时患者神志清,生命体征平稳,血常规检查无异常,急诊予以洗胃导泄、扩容补液等对症治疗后,拟"农物中毒"转入 ICU,行进一步诊治。

  患者转入 ICU 后,予以加强导泄、水化利尿处置,加快毒物排出体外。预防性使用奥美拉唑防治应激性溃疡及消化道出血,定期复查粪便或胃液潜血。留取胃液、血液及尿液,送检毒物鉴定评估药物浓度。夜间,患者神志清、精神状态萎、呕血、右鼻腔渗血、血尿,主诉周身燥热及咽部烧灼不适感明显,无便血、胸痛、四肢抽搐及意识改变。心电监护示:血压 111/67 mmhg,心率 67 次/分,SpO$_2$ 100%。查体:双肺呼吸音粗;查凝血常规:凝血酶原时间(PT)23.6 s,活化部分凝血酶原时间(APTT)测不出,凝血酶时间(TT)测不出。予以碳酸氢钠纠酸,行血液透析+血液灌流清除体内毒物,并密切观察治疗期间出凝血功能、血常规、体温等变化。予以静脉滴注乙酰半胱氨酸联合雾化吸入抗氧化治疗,密切观察血气分析结果、氧饱和度变化,以及有无继发肺纤维化。入 ICU 第二天,患者神志清,精神萎,右侧鼻孔流血,伴有呕吐鲜血,四肢皮肤有散在小片瘀斑,急查肝功能+肾功能示:丙氨酸氨基转移酶、天冬氨酸氨基转移酶、乳酸脱氢酶、肌酐均高于正常值;凝血常规示:PT 延长,提示患者出现肝肾损伤及凝血功能障碍。予以甲泼尼龙冲击治疗,冷沉淀凝血因子 6 IU 静脉滴注,血浆 2 IU 静脉滴注。入 ICU 第三天,患者主诉视物模糊,眼科会诊予以玻璃酸钠滴眼液对症处理。患者腹痛、腹胀、肠鸣音减弱、血电解质紊乱,提示出现麻痹性肠梗阻;予以禁水禁食、胃肠减压、纠正酸碱及水电解质紊乱,使用抗生素预防感染,止痛解痉;再给予扶正理气中药汤,改良保留灌肠,联合西药穴位注射治疗。24 h 尿量 15 ml,血肌酐高于正常值,提示患者肾功能进一步恶化,继续肾脏替代治疗。血液检查示:白细胞、中性粒细胞、中性粒细胞比率均较前升高,红细胞、血小板、血红蛋白水平均较前降低,提示患者出现感染及血液系统紊乱,补充白蛋白及三升袋营养支持,予以悬浮红细胞 2IU 静脉滴注;APTT、TT 均较前升高,提示患者凝血功能障碍;丙氨酸氨基转移酶、天冬氨酸氨基转移酶均较前升高,提示肝功能进一步恶化。入 ICU 第四天,患者意识不清,生命体征不平稳,储氧面罩吸氧下,点头样呼吸,氧饱和度76%,口鼻腔内可见大量血性痰液,心率 150 次/分,血压 112/

65 mmHg。患者家属拒绝进一步治疗,要求自动出院,予签字后办理自动出院。

病例知识点

❶ 敌草快中毒的临床分级。

❷ 敌草快中毒并发麻痹性肠梗阻的早期干预和治疗。

❸ 敌草快中毒性脑病的救治与护理。

❹ 血液灌流联合血液透析治疗敌草快中毒的护理管理。

 病例解析

 患者自服敌草快中毒,如何判断其中毒程度?

瑞士巴塞尔大学的学者 Martin F Wilks 根据敌草快阳离子量将患者分为三组,进行病情分级和预后评估:①轻度中毒[摄入<1 g 敌草快阳离子,如 20%浓度商品(即 500 ml 溶液中含 100 g 敌草快二溴盐)<9.35 ml]:除胃肠道症状外,还可能出现肾功能不全,均可恢复;②中度至重度中毒(摄入 1~12 g 敌草快阳离子,即 20%浓度商品 9.35~112.20 ml):出现以急性肾衰竭为主要表现的多器官功能障碍综合征(MODS),约 2/3 的患者可恢复;③暴发性中毒(摄入>12 g 敌草快阳离子,即 20%浓度商品>112.20 ml):快速进展至多器官功能衰竭,患者多在 24~48 h 内死亡。

世界卫生组织国际化学品安全规划署界定敌草快的致死剂量为 6~12 g。

经评估,该患者为暴发性中毒,中毒量为致死量,因而该患者入 ICU 后,病情发展迅速,出现了消化道症状、肝肾功能损害、凝血功能障碍,在积极治疗后仍难以纠正,继而出现了麻痹性肠梗阻、意识障碍等预后不佳的表现,最终发展为 MODS。

2. 患者敌草快中毒后出现麻痹性肠梗阻常提示预后不良,如何进行早期干预与治疗?

当出现麻痹性肠梗阻时,往往提示患者预后不佳。麻痹性肠梗阻多由神经抑制或毒物刺激引起肠壁肌运动紊乱,使肠蠕动丧失,可导致肠道内大量液体积聚,引起低血容量性休克,从而导致多脏器损伤。同时肠梗阻是导泻、全肠灌洗等治疗的禁忌证,会阻碍毒物经胃肠道排出,增加毒物吸收,加重病情,因而早期干预对于敌草快中毒的治疗有重要意义。

早期干预主要是减少毒物吸收,该患者为口服中毒,应予以立即洗胃、吸附及导泻来清除消化道中残留的毒物,常用洗胃液为清水或 2%～5% 碳酸氢钠,吸附剂为活性炭或蒙脱石散,导泻剂为甘露醇或硫酸镁。清除毒物是急救成功的关键,洗胃越早则患者的存活率越高。早期洗胃和导泻是清除胃肠道毒物、减少毒物吸收、减轻中毒症状的有效手段。插入胃管时,在常规基础上多插 10 cm,更利于彻底清除胃肠道的毒物。洗胃时,洗胃液体温度以 25～38 ℃ 适宜,适宜温度既可避免促进毒物吸收,又可避免因温度低而使患者发生寒战等不良反应,每次注入量以 200～300 ml 为宜。敌草快对皮肤、黏膜有较强的腐蚀作用,为了避免胃内敌草快反流加重消化道黏膜的损伤,洗胃时不主张催吐。

血液灌流联合血液透析是清除已经被人体吸收入血的敌草快的有效手段,在治疗急性中毒的患者时,血液净化既能够降低毒物药物在体内的血药浓度,减少对组织、器官的损害,还能在患者的某些器官受到损害处于功能丧失的情况下,起到替代的作用。相关研究表明,对此类中毒患者血液灌流越早,其病死率越低。

迅速建立静脉通路,尽快给予药物治疗,以对抗敌草快对细胞的损伤。临床实践表明,早期大量使用维生素 C、维生素 E、还原型谷胱甘肽,可清除自由基,减轻中毒。

当麻痹性肠梗阻发生时,常规予以禁水、禁食,补液营养支持,胃肠减压,纠正酸碱和水电解质紊乱,抗生素预防感染,抑制胃酸、胰液分泌,以及止痛解痉等治疗。在相关文献的支持下,再给予扶正理气中药汤改良保留灌肠联合西药穴位注射治疗:①扶正理气中药采用 80～85 ℃ 热水冲泡,去渣,定容至 500 ml,冷却后装入特制医疗袋中。让患者左侧卧位,臀部抬高 10 cm,经肛门将 14 F 胃管插入 60 cm 以上,插入 60 cm 时叮嘱患者由左侧卧位转向右侧卧位,然后继续插入胃管,记录插入深度和阻力。灌肠时维持药液温度在 38 ℃ 左右,液面距离肛门口 55～60 cm,15 min 内灌注 250 ml 药液;灌肠后叮嘱患者保持膝胸卧位 20 min,每天 2 次,连续灌肠 1 周。②甲基硫酸新斯的明:采用生理盐水(2 ml)将新斯的明(2 ml)稀释 1 倍,膝外缘下 3 cm 常规消毒,针刺进足三里,捻转进针,进针深度为 3 cm,回抽无气体或血液后将药物直接注入 2 ml,之后迅速拔针,每天 1 次,患者排便或通气后停止用药。

　　该患者敌草快中毒后积极对其采取减少毒物吸收的措施,在急诊时行洗胃、导泻清除消化道中残留的毒素,扩容补液促进毒素经肾脏排出。患者入 ICU 后,积极对其行血液透析联合血液灌流清除血液中的毒素,应用乙酰半胱氨酸静脉滴注联合雾化吸入抗氧化。每日床旁超声检测患者肠蠕动,听诊肠鸣音,关注患者的解便情况,注意聆听患者有关不适的主诉。由于该患者口服敌草快量较多,仍然出现了麻痹性肠梗阻,予以常规治疗,再给予扶正理气中药汤,改良保留灌肠,联合西药穴位注射治疗,最终因患者家属拒绝进一步治疗,自动出院。

3. 患者发生敌草快中毒性脑病,如何对其进行救治和护理?

　　敌草快对中枢神经细胞具有毒性作用,出现中枢神经系统症状常提示预后不良。中毒性脑病是指机体内外各种中毒因素作用于中枢神经系统,导致脑功能不同程度障碍而出现的一系列临床症状。然而,敌草快相关中毒性脑病早期容易漏诊,病死率极高,相关文献报道并不多见。现有研究观察到其临床表现包括头痛、头晕、烦躁、抽搐、嗜睡、谵妄、全身强直性阵挛发作、昏迷等。CT 或 MRI 检查提示丘脑、脑干异常信号、弥漫性脑水肿。目前,对敌草快相关中毒性脑病尚无有效的治疗方案。可定期复查 CT,使用格拉斯哥昏迷量表(GCS 评分表)评估患者神志情况,使用简易智能精神状态检查量表(Mini-Mental State Examination, MMSE)评估患者的认知功能。早发现、早诊断,及时应用甘露醇脱水,使用依达拉奉、维生素 B_1、甲钴胺等营养神经药物是治疗的关键。

　　GCS 评分法的评估有睁眼反应、语言反应和运动反应三个方面,三个方面的分数总和即为昏迷指数,分数越低则意识障碍越严重。最高分为 15 分,表示意识清醒;12~14 分为轻度意识障碍;9~11 分为中度意识障碍;≤8 分为昏迷;12~14 分为轻型,9~11 分为中型,3~8 分为重型。选评判时的最好反应计分。注意运动反应评分在左侧和右侧可能不同,用较高的分数进行评分(表 11-1)。

表 11-1　格拉斯哥昏迷量表

睁眼反应	语言反应	运动反应
自主睁眼(4 分)	回答正确(5 分)	遵嘱活动(6 分)
言语刺激时睁眼(3 分)	回答错误(4 分)	刺痛定位(5 分)
疼痛刺激时睁眼(2 分)	语无伦次(3 分)	躲避刺痛(4 分)
不能睁眼(1 分)	只能发音(2 分)	刺痛肢屈(3 分)
	不能发音(1 分)	刺痛肢伸(2 分)
		不能活动(1 分)

MMSE 量表包括定向力、记忆力、注意力和计算力、语言能力等。共 30 项题目,每项回答正确得 1 分,回答错误或答不知道评 0 分,量表总分范围为 0～30 分。测验成绩与文化水平密切相关,正常值标准为:文盲者总分＞17 分,小学学历者总分＞20 分,初中及以上学历者总分＞24 分(表 11－2)。

表 11－2　简易智能精神状态检查量表(MMSE)

项目			积分			
定向力(10分)	1. 今年是哪一年				1	0
	现在是什么季节				1	0
	现在是几月份				1	0
	今天是几号				1	0
	今天是星期几				1	0
	2. 你住在哪个省?				1	0
	你住在哪个县(区)				1	0
	你住在哪个乡(街道)				1	0
	咱们现在在哪个医院				1	0
	咱们现在在第几层楼				1	0
记忆力(3分)	3. 告诉你三样东西,我说完后,请你重复一遍并记住,待会还会问你(各1分,共3分)		3	2	1	0
注意力和计算力(5分)	4. 100－7＝? 连续减5次(93、86、79、72、65。各1分,共5分。若错了,但下一个答案正确,只记一次错误)	5　4	3	2	1	0
回忆能力(3分)	5. 现在请你说出我刚才告诉你让你记住的那些东西		3	2	1	0
语言能力(9分)	6. 命名能力					
	出示手表,问这是什么东西				1	0
	出示钢笔,问这是什么东西				1	0
	7. 复述能力:我现在说一句话,请跟我清楚地重复一遍(四十四只石狮子)				1	0
	8. 阅读能力:(闭上你的眼睛)请你念念这句话,并按上面的意思去做,"闭上你的眼睛"				1	0
	9. 三步命令:我给你一张纸,请你按我说的去做,现在开始,"用右手拿着这张纸,用两只手将它对折起来,放在你的左腿上。"(每个动作1分,共3分)		3	2	1	0
	10. 书写能力:要求受试者自己写一句完整的句子				1	0
	11. 结构能力:(出示图案)请你照上面的图案画下来				1	0

该患者入住 ICU 后观察神志、瞳孔情况,密切观察有无全身抽搐、全身强直性痉挛发作、牙关紧闭、全身肌张力增强、角弓反张等癫痫样发作症状,注意倾听患者有无头痛、头晕等不适主诉,定期复查 CT,使用 GCS 评分表评估患者的神志情况,使用 MMSE 量表评估患者的认知功能。入住 ICU 第四天患者出现神志昏迷,最终因患者家属拒绝进一步治疗,自动出院。

4.　血液灌流联合血液透析治疗敌草快中毒时应做好哪些护理管理?

血液透析是通过有透析器的体外循环装置,清除患者体内多余的液体和其中的毒性物质,再进行回输,恢复患者体内的电解质平衡,具有肾脏替代功能。血液灌流是将患者的血液引入装有固态吸附剂的灌流器中,通过活性炭或树脂的吸附作用,清除体内毒物及炎症介质,减少毒物对患者机体造成持续损伤。两者联合可有效维持患者体内环境的稳定,改善患者的炎症症状,从而提高患者的生存率。

血液灌流联合血液透析治疗时体外循环血量增加,治疗初期须注意观察患者有无便意感、头晕、乏力等低血压前兆症状,警惕患者的血压变化。若发生低血压,须对症处理,每 5 分钟复测血压,直至血压恢复正常;必要时给予心电监护。血液灌流治疗 30 分钟内,密切观察患者有无荨麻疹、寒战等疑似过敏症状及生命体征变化。如果出现过敏反应,立即报告医生给予对症处理,血液灌流治疗结束回血前后,须注意观察患者的血压变化。

治疗开始时,须注意以下几点。①重点检查灌流器与透析器管路连接处及支路是否扭曲、打折,建议充分利用设备卡槽妥善固定,确保管路通畅。②治疗过程中若发现体外循环时血液颜色变深,或出现静脉压、跨膜压的参数变化,用生理盐水冲洗灌流器和透析器,查看有无凝血。出现大量血栓等明显凝血情况时,须立刻回血,如有必要则重新更换管路、透析器或灌流器,继续治疗。③须对静脉压和泵前动脉压进行监测,透析设备虽无针对灌流器的压力监测装置,静脉压及跨膜压仍能在很大程度上反映灌流器内凝血状态。因此,需要密切监测静脉压力变化趋势,提升风险意识,进行预判处理。当静脉压呈现快速上升趋势,须警惕静脉回路受阻导致的凝血;当静脉压呈现快速下降趋势,须警惕灌流器或透析器凝血。④泵前动脉压力变化可反映患者的血管通路情况,泵前动脉压过低报警常提示体外循环血流量不足或血泵速设置不当,须警惕凝血和血管通路损伤;当泵前动脉压呈现逐渐升高趋势,提示灌流器或透析器可能发生凝血。

该患者血液灌流联合血液透析治疗时,神志清,配合治疗,予以软枕保护尾骶部皮肤和使用被子保暖,治疗前和治疗中予以白蛋白维持循环稳定,密切观察治疗时的静脉压和泵前动脉压,患者未发生低血压。该患者凝血功能差,治疗时每小时监测一次凝血功能,及时遵医嘱调整用药,密切观察患者的生命体征、神志和瞳孔情况,查看穿刺点处有无渗血及引流液颜色变化,患者未发生出血;密切观察灌流器和透析器有无凝血,患者未发生凝血及未出现血栓。治疗结束后,复测凝血功能和血常规,对症处理,维持循环稳定。

参 考 文 献

[1] 急性敌草快中毒诊断与治疗专家共识组.急性敌草快中毒诊断与治疗专家共识[J].中华急诊医学杂志,2020,29(10):1282-1289.

[2] 孟娜,孙艺青,刘亮,等.急性敌草快中毒86例临床分析[J].中华危重病急救医学,2022,34(3):301-305.

[3] 孟辉.急性敌草快中毒708例分析[D].河北:河北医科大学,2022.

[4] 秦倩仪,范小华.扶正理气中药汤改良保留灌肠联合西药穴位注射治疗急性胰腺炎合并麻痹性肠梗阻疗效及对胃泌素、胃动素、血管活性肠肽的影响[J].世界中西医结合杂志,2022,17(1):99-104.

[5] 王君君,仝帅,张唐娟,等.敌草快相关中毒性脑病7例报道[J].中华急诊医学杂志,2022,31(12):1648-1653.

[6] 李桐,龙振鸿,黄瑶玲.血液灌流联合血液透析治疗敌草快中毒的临床疗效分析[J].哈尔滨医药,2023,43(2):53-54.

[7] 中华护理学会血液净化专业委员会.组合式血液灌流联合血液透析治疗专科护理操作专家共识[J].中国血液净化,2023,22(5):364-368,380.

病例 *12* 重症肺炎患者体外心肺复苏

　　重症肺炎是一种严重的重症感染性疾病。当致病微生物侵入肺部破坏肺间质结构继而损害肺功能,可引起呼吸困难、低氧血症、急性呼吸窘迫综合征,甚至呼吸衰竭。另一方面,大量炎症细胞因子被激活从而引起全身炎症反应综合征(systemic inflammatory response syndrome, SIRS)、脓毒血症,甚至发展为多器官功能障碍综合征(MODS),严重威胁患者的生命,病死率高达30%～50%。目前临床针对重症肺炎的救治原则包括:免疫调节、营养支持、病原学治疗(根据细菌监测结果应用抗菌药物)、循环支持(充分液体复苏、血管活性药物的应用、血流动力学监测)以及呼吸支持治疗(高流量吸氧、无创机械通气、气管插管机械通气合并俯卧位通气以及体外膜肺氧合技术)。其中,体外膜肺氧合(extracorporeal membrane oxygenation, ECMO)技术是一项可以用于治疗严重呼吸衰竭或心力衰竭的终极手段,它被认为是危重症患者延续治疗的桥梁。本文将通过一例重症肺炎合并心搏骤停患者的临床救治案例对体外心肺复苏、多混合 ECMO 转流模式进行介绍。

病例简介

　　患者,男,61 岁。诊断:重症肺炎(CURB-65 评分 4 分)、脓毒症休克(SOFA 评分14 分)。因反复发热(体温 38～39 ℃)伴有呼吸急促来院就诊,入院时生命体征不稳定,体温 36.5 ℃,脉搏 130 次/分,呼吸 20 次/分,血压 86/57 mmHg。血气分析:pH值 7.28,PaO_2 54 mmHg,$PaCO_2$ 28 mmHg,BE −8.5。急诊予气管插管、液体复苏等对症处理后,拟诊重症肺炎、脓毒症休克收治入 ICU。该患者 3 月前感染新型冠状病毒,近一周感染甲型流感病毒。入科后查胸部 CT:双肺炎症及渗出,双侧胸腔积液,少量心包积液。给予呼吸机辅助通气,积极液体复苏,完善纤维支气管镜检查,予以药物抗感染治疗。第二日,患者出现血氧饱和度下降,调整呼吸机参数并行俯卧位通气治疗后效果不佳,在拟定行静脉-静脉体外膜肺支持氧合治疗过程中,患者又突发心室颤动、血压进行性下降、血氧饱和度测不出等情况,即刻除颤并启动体外心肺复苏术,改变 ECMO 转流模式:静脉-静脉模式转静脉-动静脉 ECMO。上机过程顺利,ECMO启动成功。虽有 ECMO 支持,但患者原发疾病较重,病情迅速恶化,在治疗启动后第三日,患者心电图呈一直线,宣告临床死亡。

病例知识点

① 体外心肺复苏的适应证。

② 快速启动体外心肺复苏技术。

③ 体外膜肺氧合的多种转流模式及选择。

④ 体外心外复苏期间相关监测管理。

⑤ 不同体外膜肺氧合模式的相关并发症。

病例解析

1. 何为体外心肺复苏？患者在启动体外循环治疗过程中突发心室颤动,应如何进行积极抢救?

心肺复苏一直被认定是心搏骤停患者的首选救治手段。有研究表明,传统的复苏技术只能提高 30%～40% 的脑血流量;而体外心肺复苏术(extracorporeal cardio-pulmonary resuscitation, ECPR)指在心搏骤停患者复苏过程中利用 ECMO 技术使血液在体外循环,在心脏泵功能不充分的情况下提供更高的心排血量和有效的气体交换,为心搏骤停患者争取时间,从而增加自主循环恢复的机会,为人体重要脏器——大脑或受损的心肌提供足够的灌注,防止器官衰竭,从而改善患者的神经系统功能预后及提高出院存活率。

最新指南提出 ECPR 的适应证包括:①初始心律为室性心动过速/心室颤动的心搏骤停患者;②有专业人员实施有效的心肺复苏持续时间在 40 min 以内的院内心搏骤停患者;③对于年轻、有目击者、无终末期疾病且评估病因可逆的心搏骤停患者,在初始 60 min 内,也应当积极考虑 ECPR,其中可逆的导致心搏骤停的病因包括心源性因素、肺栓塞、严重低温、药物中毒、外伤、急性呼吸窘迫综合征等。

在本病例中,初始拟定为患者行静脉-静脉 ECMO 辅助治疗严重的肺部感染,后因突发心室颤动,操作人员立即改变治疗模式,改为应急状态下启动 ECPR。

2. 如何保证紧急状态下快速、有序地启动 ECPR?

ECPR 是一项紧急的心肺复苏术,用于恢复心搏骤停患者的血液循环。在如此紧急的情况下,如何保证心肺复苏术快速、有序地进行,需要各部门人员各司其职并实现相互联动,为患者争取最后的希望。

ECPR 团队人员组成及分工:①重症医师/体外循环师负责明确患者 ECPR 适应证、禁忌证,完成高质量的心肺复苏,ECMO 运转中管理,做好家属沟通工作和《知情同意书》的签署工作;②置管医师 2 名,快速完成超声引导下动静脉置管工作,并确认深度和定位;③呼吸治疗师负责呼吸系统的管理,保证有效的持续性呼吸通气;④护士/体外循环师 1～2 名,配合医师进行抢救工作,负责准备 ECPR 相关器械及物品,置管完成前完善 ECMO 管路预冲,熟悉上机流程,ECMO 运行期间患者的监护与护理、床旁凝血功能监测。急诊体外心肺复苏流程见图 12-1。

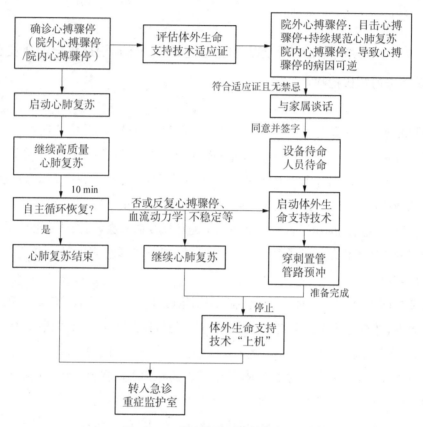

图 12-1　急诊体外心肺复苏流程

完整的人员配置与分工,定期组织操作培训并经常演练,治疗过程中或治疗结束后的病例讨论,都能提高团队成员的专业技能及实践技巧,从而提高救治水平。

3. ECMO 的多种转流模式该如何选择?

ECMO 工作原理:通过连接 ECMO 机器的血管插管,将静脉血经颈部、胸部或腹股沟切口从身体引出,经氧合器进行气体交换,移除二氧化碳、添加氧气后由血泵回输到患者的动脉或静脉,通过保护性肺通气,减少呼吸机对肺的损伤;通过减少心脏前后负荷,减少正性肌力药和血管活性药的使用,使心脏和肺得到充分休息,为心肺功能的恢复赢得时间。其中，氧合器替代人体肺功能，血泵替代人体心脏功能(图 12 - 2)。

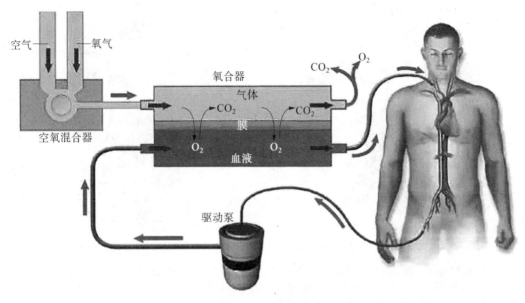

图 12 - 2　ECMO 工作原理

ECMO 转流模式包括 V - V 模式、V - A 模式和多混合模式：

(1) 静脉-静脉体外膜肺氧合(venous-venous ECMO，V - V ECMO)-心肺支持：静脉→离心泵→膜肺→静脉。

机械通气依然是急性呼吸衰竭患者呼吸支持治疗的基石，然而机械通气时高气道压和大潮气量会加重肺损伤。在 ECMO 运行期间，可被允许实施更低容量和压力的"超保护性"机械通气，能有效改善急性呼吸衰竭患者的临床结局。

V - V ECMO 将血液从患者的静脉系统中引出，血液通过离心泵进入膜肺氧合器进行气体交换，然后将氧合后的血液返回静脉系统的回流管路(图 12 - 3 至图 12 - 5)。适应证包括：ARDS、急性嗜酸性粒细胞肺炎、弥漫性肺泡或肺出血、严重哮喘、创伤性肺损/挫伤、严重肺吸入性损伤、大支气管胸膜瘘、肺移植。

(2) 静脉-动脉体外膜肺氧合(venous-arterial ECMO，V - A ECMO)-心肺支持：静脉→离心泵→膜肺→动脉。

患者因各种原因导致机体循环衰竭，在经过常规治疗未得到有效改善且机体未实现自主循环恢复的情况下，V - A ECMO 被开发应用。它能在心脏无法泵出足够的流动血液，在因低血容量状态下导致血液停滞、组织缺氧的器官功能衰竭时，同时提供气体交换和中心泵功能，为心肺功能的恢复创造条件，为一个或多个治疗方向搭建"桥梁"。

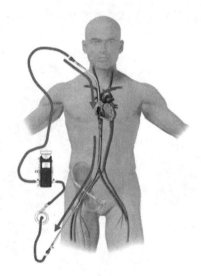

图 12 - 3 股静脉-颈静脉 V - V ECMO

注:多孔的静脉引流管通过股静脉插至下腔静脉
与右心房交界处;将动脉插管插入右颈内静脉并
通过上腔静脉进入右心房齐三尖瓣水平,作为灌
注管。

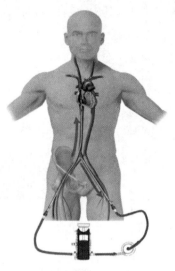

图 12 - 4 股静脉-股静脉 V - V ECMO

注:多孔的静脉引流管通过股静脉插至下腔
静脉中段,灌注管通过对侧股静脉插至右
心房。

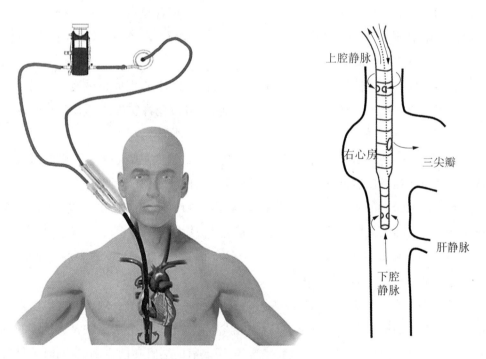

图 12 - 5 双腔单管插管

注:双腔插管技术:双腔管插入右颈内静脉以保证引流和灌注。插管尖端位于下腔静脉中段,肝静脉水平。
从下腔静脉和上腔静脉引流血液灌注进入右心房齐三尖瓣水平。

　　成人 V - A ECMO 适应证包括：冠心病、急性心肌梗死、心源性休克、爆发性心肌炎、瓣膜病、中毒感染性休克、心搏骤停，以及因溺水、药物中毒、长时间暴露于冷空气中导致意外的低温和窒息。

　　V - A ECMO 置管方式：外周置管涉及股静脉-股动脉置管（最常用）、股静脉-腋动脉置管、股静脉-颈总动脉置管；中心置管主要为右心房-升主动脉置管（图 12 - 6）。

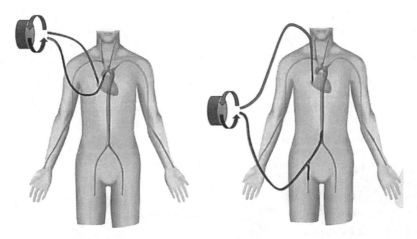

图 12 - 6　中心置管为顺行性血流（左图），外周置管为逆行性血流（右图）

　　对于有严重外周血管疾病的患者，中央型 V - A ECMO 是优选的替代方式。它能提供更优引流和更高的流量；缺点是存在高感染和出血风险，且有因主动脉后负荷增加导致的左心室损伤风险。

　　(3) 多混合模式：VV - A、V - AV、VV - AV、VVV - A 等（图 12 - 7）。

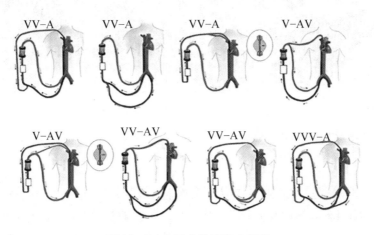

图 12 - 7　多混合转流模式类型

　　ECMO 只能在短时间内代替呼吸功能（V - V）或心肺功能（V - A）。但从疾病角度出发,单一的转流模式并不能使患者的病情立即恢复,这时候就需要一些联合治疗方案。例如,对于因严重创伤、感染、中毒等各种原因导致的呼吸及循环同时衰竭的患者而言,结合 V-V ECMO 和 V-A ECMO 运行原理,可采用 V-AV 或 VV-A ECMO 随机改变的方式,用以解决南北综合征或存在的低血压等问题。值得注意的是,混合插管的缺点也比较明显,较多管路造成的感染风险增大,多条回流路径对于血流量的分配管理也相对严格和机动。

以 V-AV ECMO 为例,它是将 V-A ECMO 和 V-V ECMO 的标准支持结合在一起,是一种针对心功能不全且伴有严重肺损伤患者的延伸治疗策略。其作用原理是将氧合后的血液同时供给肺循环和体循环。组成部分由 1 根引流导管和 2 根灌注管组成;其中"V"代表 1 根引血管,即股静脉,"AV"代表 2 根灌注管,即股动脉和颈内静脉(图 12-8)。

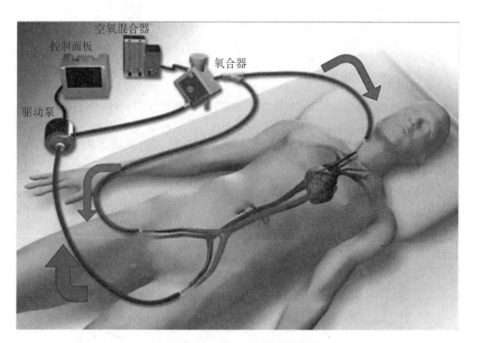

图 12-8 V-AV ECMO 转流路径

注:利用股静脉进行引血,通过氧合器之后一分为二,一部分回到颈内静脉,进行肺支持;另一部
分回到股动脉,进行心脏支持。

由图 12-9 可见,V-AV ECMO 较常规 V-V ECMO 和 V-A ECMO 多了 1 个 Y 型管、1 个 Hoffman 管钳及 1 个流量监测器。Y 型管的主要作用是连接增加的管路用于分流,Hoffman 管钳的作用是控制和调节血流量,流量监测器主要用于流量的准确监测。根据器官恢复的次序(肺或心脏),在相应的灌注导管上放置 Hoffman 管钳减少血流量。必须注意用 Hoffman 管钳调节血流量可能会引起导管部分闭塞。如果导管被

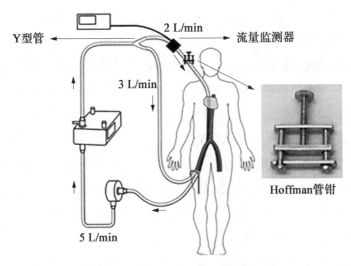

图 12-9 V-AV ECMO 多灌注路径解析

Hoffman 管钳完全闭塞或管路中出现血凝块或纤维蛋白组织,切勿移除 Hoffman 管钳,否则可能引起严重的缺血性脑卒中。唯一的方法是拆除有血栓形成的管路。

本病例中,初始拟定 V-V ECMO 改善患者肺功能失代偿,后因治疗过程中出现恶性心律失常、心室颤动情况,在给予心肺复苏、除颤等积极抢救后,患者的血流动力学仍进行性恶化。通过积极研讨后,本科医疗团队最终启动 ECPR 技术并改变转流模式,实行了 V-AV ECMO 支持模式(ECMO 血流速:6.1 L/min,气流速:6.5 L/min,氧浓度:70%)。

 4. **ECPR 期间的相关监测管理有哪些?**

患者在复苏前和复苏期间,缺血可导致脑、肝脏、肾脏等器官损害。一旦 ECMO 运转,这时应调整合适的血流速度,补充容量,应用血管活性药物,使组织达到充分灌注。密切关注重要器官功能和血液酸碱平衡。根据平均动脉压、尿量、混合静脉血氧饱和度、血乳酸水平甚至监测脑氧饱和度等判断灌注效果。维持机器流量在 2.5～3.5 L/min、平均动脉压达到 60 mmHg 即可。给予肝素维持 ACT 在 180～220 s(高流量辅助时 ACT 至少为 160～180 s,流量<1.5 L/min 时需 ACT>200 s)。

1) ECMO 期间的循环管理

ECMO 运行早期(开始的 1～2 天),治疗原则是稳定生命体征、减轻心脏负荷,偿还氧债,纠正内环境紊乱。通过利尿剂增加尿量以及血液超滤可以加速液体的排出。V-A ECMO 的动脉血流方向和心脏射血方向相反。对于严重左心功能不全者,

ECMO 流量比例较大时，左心易发生膨胀，此时应及时进行左心减压，使左心室得到充分休息。当机体表现为脉搏氧饱和度提高，末梢循环改善，有尿液排出，乳酸浓度缓慢下降，酸中毒减轻，这时则表示机体组织有充分的血液灌注。到 ECMO 运行中期（第 3 天至 1 周），治疗重点为维持较稳定的生命体征，等待心脏功能的恢复，此时可通过超声心动图判断心功能的恢复情况。心功能的恢复主要表现为血流动力学稳定、脉压加大、心肌酶谱水平不断下降、心电图恢复正常。ECMO 运行后期（结束前 1～2 天），此时应做好 ECMO 的脱机准备，可根据患者的动脉血压、静脉血压、左心房压力、脉搏氧饱和度制订预期目标，逐渐减低流量直至成功脱机。在降低 ECMO 流量的同时要增加肝素，使 ACT 维持在 300 s 左右，以防止 ECMO 系统内血栓形成。

2）ECMO 期间的呼吸管理

ECMO 期间呼吸管理的原则是保证呼吸通畅，避免肺泡萎缩，减少肺泡的渗出，避免氧中毒。为使患者的肺得以"休息"，呼吸机的参数设置常采用同步间歇指令通气模式，以容量控制为主：呼吸频率 8～12 次/分，潮气量 8～10 ml/kg，低吸入氧浓度 40%～60%，呼气末正压（positive end-expiratory pressure，PEEP）3～5 cmH$_2$O，维持肺泡不萎陷，减轻肺水肿和肺不张。

3）ECPR 后的体温管理

诱导性低温可应用于 ECPR 早期（第 1 个 24 h），用于恢复自主循环后尚未清醒的成人患者，或是心脏停搏发生于医院外的患者。可利用热交换器方便控温的特点，在 12～24 h 内保持患者体温处于低温状态（33～35 ℃），避免心脏复苏后的发热加剧缺血缺氧性脑损伤。

4）神经系统的监测

当右颈内静脉插管过粗时，可影响脑静脉血液回流，致脑静脉压力过高；此外，疾病导致的全身缺血、缺氧通过再灌注引起的损伤，以及凝血功能异常造成的脑出血及脑梗死，都是 ECMO 运行中会发生的中枢神经系统并发症。因此，神经系统评估是 ECPR 期间很重要的一项内容。在日常治疗过程中，可通过连续的神经系统检查来评估急性神经系统变化（如每小时观察神志和瞳孔情况，通过 GCS 评分表评估患者的意识状态）。但对于许多接受 ECMO 支持的患者来说，镇静仍然是必要的。对于深度药物镇静的患者而言，可通过脑电图、脑近红外光谱仪、躯体感觉诱发电位、经颅多普勒、脑 CT 或 MRI 检查等神经监测方法，早期判断 ECMO 的各种神经系统并发症，为诊断提供重要信息。

5）心肌顿抑处理措施

心肌顿抑是指 ECMO 初始阶段心脏无收缩或收缩力极弱的表现，通常发生于 V-A ECMO 模式启动后的前几个小时内。维持正常低限的心脏充盈压，以增加心外膜血流,对于心脏功能恢复至关重要。引起心肌顿抑的原因尚不明确,与细胞钙离子浓度变化,以及 V-A ECMO 突然增加左心室后负荷、降低前负荷有关。大多数患者的心肌顿抑为自限性。血管活性药物如米力农或硝普钠有助于降低心脏后负荷。ECPR 患者需要每日复查心脏彩超以监测心肌收缩力。

6) 肾功能的监测与管理

ECPR 患者常见肾功能不全或肾衰竭,需要超滤或肾替代治疗,以维持液体平衡。

7) 营养、镇静及皮肤感染管理

营养对改善 ECPR 和危重患者的预后至关重要。研究表明,对于 ECMO 患者,早期(最初 24 h 内)肠内营养是安全有效的,如果实施得当,可以维持大约 80% 的营养目标。研究还表明,将体外生命支持的营养目标维持在 80% 的患者可以降低病死率。

目前主张 ECMO 运行初期给予患者深镇静处理措施,最主要的原因是保证其安全性。深度镇静是为了减少管路移位和脱位,保证 ECMO 血流量和保障患者安全,同时可以优化患者舒适度,减少氧耗。常用镇静药物有咪达唑仑、丙泊酚、右美托咪定。

坚持无菌操作、及时更换浸湿的敷料、定时翻身、常规使用泡沫敷料,可保护患者皮肤免受压疮损伤,对预防感染的发生非常重要。对已出现感染的患者,要及时进行血液、痰液和分泌物的留取培养,及时发现致病菌和敏感抗生素,使抗感染治疗精准有效。

8) 预防并发症

(1) 出血:肉眼可见的局部或全身性出血;红细胞压积持续下降;CT 检查显示颅内出血、胸腔出血或消化道出血(胃肠减压时引流出血性液体、患者解黑便)。

常见原因:外科置管或其他介入、有创操作引起;肝素用量过大;凝血因子、血小板计数及功能下降。

措施:降 ACT 从 200~220 s 到 130 s 左右;补充血小板＞70 000 g/L;排除是否发生 DIC;及时补充血制品,输注新鲜冰冻血浆或纤维蛋白原;局部止血(加压、缝合结扎、止血胶等)。

(2) 血栓栓塞风险:有效的抗凝治疗不仅可以避免出血,还可以防止血凝块和纤维物质的形成。

常见原因:血凝块和纤维素的形成是由 ECMO 泵的湍流和血液停滞导致细胞溶解而产生。

措施:每次检查时,护士应手持强光手电筒检查整个 ECMO 管路,包括导管、连接器、三通、泵和氧合器。氧合器的顶部是经常出现血凝块的部位。如血凝块/纤维素影响 ECMO 治疗的效率或使患者有遭受脑血管意外的风险,则应更换 ECMO 回路/氧合器。但凝血指标仅仅是其中一个参数,膜气体交换的效率才是最重要的评估是否需要更换组件的标准。

（3）溶血：ECMO 血流会使红细胞发生扭转和损伤，导致破裂出血。如果溶血没能得到有效控制，可能会发生体内出血，或最终发展为 DIC。溶血发生时有肉眼可见的血红蛋白尿，当患者在行连续性肾脏替代治疗时，废液袋中可出现特征性血性液体。实验室检查指标提示，游离血浆血红蛋白升高＞50 mg/L，并伴有血小板和红细胞计数下降。

常见原因：膜肺故障；导管凝血；泵的高速湍流；引血端引流量增大（在血流量不足时，如果心脏功能恢复，则肺动脉和左心房插管之间会出现血流竞争）。

处理措施：输注红细胞、血小板、冰冻血浆；对因治疗，如更换 ECMO 回路。

（4）意外脱管：这是一种少见但影响巨大的并发症。在移动或搬运患者时，应严格检查并固定所有装置。一旦发生管路破裂/滑脱，应立即夹闭插管、停泵；按压穿刺处伤口，有效压迫止血；及时调整呼吸机参数，监测生命体征变化，做好抢救准备；医生根据病情需要重新置管。在处理各项应急事件中，手摇泵、管道钳、充足的电源供给也应贯穿整个应急预案。

 不同 ECMO 模式的相关并发症有哪些？

1）V-A ECMO 相关并发症

（1）肢体缺血：股动脉部分或完全被 ECMO 灌注导管所阻断，导致腿部血流量减少或完全没有血流。

判断/观察患者腿部情况：通过触摸或使用近红外光学成像技术比较两腿的温度；检查腿部外观、肿胀程度和颜色。腿部缺血的表现首先是皮肤颜色改变：由发白变为发黑、青紫，下肢皮肤温度变冷；表皮透亮，然后产生水泡。

处理措施：在股浅动脉中插入再灌注导管，并将其连接到股动脉灌注导管，以保证腿部灌注血流；护士在每日工作中，也应观察再灌注导管是否存在扭结、有无血栓形成。

（2）南北综合征/丑角综合征：在心脏功能恢复而肺功能恶化的情况下，ECMO 提供的氧合后的血液经过动脉插管直接灌注下半身。但在肺功能受损时，心脏本身搏出的未氧合血液直接灌注入主动脉弓，供给大脑和冠状动脉，此时上半身发绀、下半身红润的表现就是南北综合征的体现。

判断/监测南北综合征的发生：对比双侧指端脉氧差值，左手的脉氧可达 100%，而右手脉氧偏低，故常规监测右手指端脉氧的意义更大。检测右桡动脉血气，可直接反应患者的血氧含量。

处理措施：增加 ECMO 流量，增加呼气末正压，提高整体血液的氧合指数，提高氧供；增加呼吸机氧浓度，改善左心供血的氧含量；改为 V－AV ECMO 转流模式，即增加一根回流管，将氧合血输入右心房，以增加左心的血氧含量。如果此时患者的心功能基本恢复，而肺功能仍未恢复，可考虑转 V－V ECMO。

2）V－V ECMO 相关并发症

（1）再循环：它是 V－V ECMO 特有的一种现象，经膜肺充分氧合的动脉血，经回流管进入右心房后，部分动脉血经引流管再次进入 ECMO 循环，而并不进入体循环、发挥全身供氧作用。正因为再循环的血液部分不进入体循环，无法为患者提供氧供，从而会降低 ECMO 系统供氧的效率。在临床中，若出现 ECMO 双管颜色均浅，则提示可能发生再循环；若双管颜色均深，则提示氧合器出现故障。

（2）出现再循环的原因：股静脉和颈静脉插管的尖端距离太近；血液流量过大；胸内压力变化，如心脏压塞或气胸。

（3）治疗再循环：①增加引流管与灌注管间的距离。通过调整/退出一根或两根置管的深度，来增加两管间的距离，是减少再循环率的最直接措施。胸片和超声可用于指导置管的位置，在调整管道深度时，需要密切关注血流速和静脉负压。②改变 ECMO 管路设置。a. 使用双腔-单管置管：双腔单管置管时，只需从一处静脉置管（一般采用颈内静脉），通过在 X 线引导或超声引导下，将插管引流孔置于上腔静脉/下腔静脉，而回流孔正对三尖瓣，这时的再循环率可降至 2%。而当置管位置欠佳时，再循环率可能会显著增加。b. 增加新的引流管：考虑到泵速、静脉负压及再循环率之间的关系，额外增加新的引流管时，可实现低泵速、低静脉负压情况下充分的引流，从而减少再循环。c. 调整灌注管：对于双管置管的 ECMO 患者，可以考虑通过调整灌注管的位置，以此实现灌注孔正对三尖瓣，从而降低再循环率。股静脉引流、经颈内静脉的心房回输比经股静脉引流、回输右心房发生的再循环要低，因此，采用股静脉引流、经颈内静脉的心房回输是优选的血流方向。

3）V－AV ECMO 相关并发症

V－AV ECMO 是 V－V ECMO 和 V－A ECMO 的结合，所以两者的特异性并发症都有可能发生在多混合转流 ECMO 模式中，并发症的观察及治疗措施可参照以上两种模式的内容。

本病例中，患者在运行 ECMO 支持的当晚，即出现了下肢肢体缺血的表现（患者插管下肢出现皮肤发绀，足背动脉搏动消失）（图 12－10）。次日晨，医生在超声引导下进行远端灌注导管的植入——建立侧支循环（图 12－11）。经治疗后的置管下肢皮肤温度、皮肤颜色都有明显改善，监测趾端经皮血氧饱和度数值也出现升高。

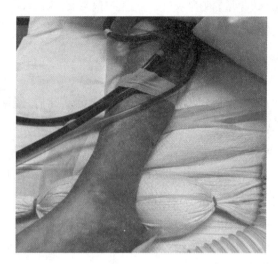

图 12‑10　肢体缺血

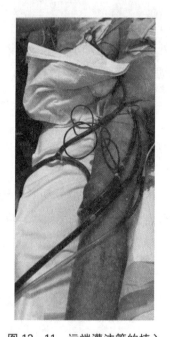

图 12‑11　远端灌注管的植入

注:在股浅动脉植入一根逆向的远端灌注管,
以供应动脉导管端的肢体远端供血。

　　ECMO 发展至今,尽管其基本原理没有改变,但多元化、多混合、多学科的联动性一直在精进。新技术和新的治疗方法势必也会带来更多的问题,实施 ECMO 治疗需要整个团队的配合,护理工作在 ECMO 的整个治疗过程中同样具有非常重要的意义。经过不断地学习和实践,定期组织培训和病例总结,相信这些问题都能够迎刃而解。

参 考 文 献

[1] 中国老年医学学会急诊医学分会,中国老年医学学会急诊医学分会 ECMO 工作委员会.成人体外膜肺氧合辅助心肺复苏(ECPR)实践路径[J].中华急诊医学杂志,2019,28(10):1197‑1203.

[2] 中华医学会急诊医学分会复苏学组,中国医药教育协会急诊专业委员会.成人体外心肺复苏专家共识更新(2023 版)[J].中华急诊医学杂志,2023,32(3):298‑304.

[3] DZIERBA AL, ABRAMS D, MADAHAR P, et al. Current practice and perceptions regarding pain, agitation and delirium management in patients receiving venovenous extracorporeal membrane oxygenation [J]. J Crit Care, 2019, 53:98‑106.

[4] D'ALESIO M, MARTUCCI G, ARCADIPANE A, et al. Nutrition during extracorporeal life support: A review of pathophysiological bases and application of guidelines [J]. Artif Organs, 2022, 46(7):1240‑1248.

[5] LORUSSO R, SHEKAR K, MACLAREN G, et al. ELSO interim guidelines for venoarterial extracorporeal membrane oxygenation in adult cardiac patients [J]. ASAIO J, 2021, 67(8):827‑844.

病例 **13** 气管食管瘘修补术后并发心搏骤停

气管食管瘘(tracheoesophageal fistula)是指气管或支气管和食管之间的病理性瘘管。由于病因较多,其在临床工作中并不罕见。气管食管瘘可以分为先天性和获得性两大类,先天性气管食管瘘是一种常见的先天性呼吸道异常,发病率为 1/4 500~1/3 500,常合并食管闭锁(esophageal atresia),由胚胎期前肠分化成气管和食管时的侧向分隔缺陷造成。获得性气管食管瘘的形成包括多种病因,其中气管插管或气管切开引起的气管食管瘘比较常见,该病常是由于气管导管的压迫、摩擦,使气管壁发生坏死,然后向后壁穿透气管壁,最终形成气管后壁与食管前壁间的异常通道。该病在延长机械通气的患者中发生率为 0.3%~3%,患者常合并肺部感染、精神状态及营养状态不佳等严重的系统疾病,预后并不乐观。目前气管食管瘘主要以手术治疗为主。

病例简介

患者,女,58 岁,5 个月前因急性心力衰竭入院治疗,住院期间行气管切开术,病情稳定后气切处予封堵出院。患者回家后自行进食小块干性食物尚可,饮水呛咳伴明显性加重,后长期鼻饲进食。患者于 1 个月前行颈胸部增强 CT 检查示:气管食管瘘;电子喉镜检查示:双侧声带运动闭合可。遂在全麻下行"气管食管瘘修补术＋气管成形术＋带蒂皮瓣修补术",术后患者气切处置入套管接呼吸机辅助通气。后入病房时患者出现躁动致气切处套管脱出,即刻放回气管套管困难,患者出现氧饱和度降低、心室颤动表现,立即静脉推注肾上腺素,行胸外按压,再次经口气管插管。经过紧急处理,患者血氧饱和度、心率和血压恢复正常,转入 ICU 进一步治疗。

患者入住 ICU 后,神志昏迷,GCS 评分 3 分,左右瞳孔等大、等圆,直径 0.25 cm,对光反射弱阳性。查体:患者左肺未闻及呼吸音,右下肺少许湿啰音。予降颅压、亚低温、局部低温脑保护、呼吸机辅助呼吸、催醒等治疗。入住 ICU 第 3 天,患者酮体阳性,肌钙蛋白 0.18 ng/ml,CK－MB 11.4 ng/ml。入住 ICU 第 5 天,患者出现高钠、低钾,气切伤口处红肿化脓。入住 ICU 第 7 天,患者双上肢出现震颤;左侧瞳孔 0.2(＋),右侧瞳孔 0.2(－);GCS 评分 6 分。入住 ICU 第 11 天,予拔除经口气管插管,行气管切开接呼吸机辅助通气。入住 ICU 第 13 天,行脱机锻炼,间断呼吸机高流量给氧。入住 ICU 第 30 天,患者气切处漏气明显,予更换气切套管,缝合气切处伤口。入住 ICU 第 35 天,患者意识清楚,能呼唤睁眼及随指令进行肢体运动,予出院。

病例知识点

① 气管食管瘘的早期识别及诊治。

② 气管切开处插管滑脱的急救处置。

③ 心搏骤停后综合征的集束化管理。

④ 气管食管瘘行机械通气的呼吸道管理。

1. 患者行气管切开术后，饮水呛咳伴明显性加重 4 月余就诊。颈部增强 CT 示气管食管瘘，请问该如何早期识别及诊治获得性气管食管瘘？

　　气管食管瘘的形成与机械通气的时间直接相关。机械通气时间越长，气管导管气囊长时间压迫气管壁，气管壁黏膜缺血、坏死，形成气管食管瘘的概率就越大，一般认为机械通气术后一个半月是气管食管瘘的易发时间。当发现机械通气的患者出现气管内分泌物突然增多，既往气囊压力不能继续维持气道密闭性，或患者出现吞咽后阵发性呛咳及咳出食物残渣时，或反复发生相同部位的肺部感染、不明原因的胸腔积液、不明原因的呛咳等，都应警惕气管食管瘘的发生。

　　对于气管食管瘘的诊断，影像学检查主要包括食管造影、胸部增强 CT、胃镜检查、支气管镜检查等，即使单一检查已经能够明确诊断，也有必要进行联合检查，以期为后续治疗提供重要信息。食管造影建议首选水溶性制剂，因为即使误吸入少量钡剂，仍有潜在引起肺水肿、肺炎甚至死亡的风险。对于因插管等不能吞咽的患者，可选择胸部增强 CT，既可以确定瘘管的位置及可能的病因，又可以显示相关的解剖关系便于后续治疗。支气管镜或食管镜检查可以直视瘘管，可疑肿瘤时还可同期取活检明确诊断。需要注意当穿孔小且周围黏膜充血肿胀时，内镜下瘘口不太容易识别。此时可口服亚甲蓝，如在气道内看到蓝色泡沫或吸痰时吸出蓝染痰液，可间接反映气管食管瘘的存在，但需要排除误吸的可能。

　　目前气管食管瘘主要以手术治疗为主，姑息性的治疗用于术前准备。手术方式分为内镜腔内修补手术和开放手术，主要根据瘘口的部位和大小选择。需要注意当患者有严重基础疾病，局部病变无法切除或切除后重建困难，瘘口侵及或靠近主要血管时不适合手术。内镜下腔内修补术主要适用于瘘口＜5 mm 或者全身状况差不允许行开放手术的气管食管瘘患者。1974 年，Gdanietz 等报道内镜下使用氰丙烯酸丁酯修补气管食管瘘的技术，此后不断有新的材料和技术用于腔内修补手术，其处理策略可分为夹子夹闭、封堵、缝合三种。开放手术主要适用于瘘口＞6 mm 及内镜处理不易关闭的气管食管瘘患者，其处理策略是：气管食管瘘切除、气管食管分别修复、气管食管之间放置分隔材料。其中切除受累的气管并直接缝合食管缺损是治疗插管后气管食管瘘的"金标准"。当气管缺损长度≤4 cm 时，直接端端吻合是气管食管瘘最常用的修复方法。

该患者气管切开术后1月余，出现了饮水呛咳伴明显性加重的临床表现，立即行颈胸部增强 CT 检查明确诊断为气管食管瘘。予完善术前评估及准备后，在全麻下行"气管食管瘘修补术＋右侧甲状腺及峡部部分切除术＋气管成形术＋带蒂皮瓣修复术"。

2. 术后患者回病房后出现气管套管脱出，即刻回放气管套管困难，护士应如何做好急救处置？

首先，气管切开患者的病房常规备气管切开包、气管套管、吸引器、灭菌弯止血钳、氧气、拉钩、光源等急救用品，同时抢救车应就近放置，专人护理，如有意外及时抢救。其次，患者若突然呼吸困难或突然能发声、啼哭，棉丝放在套管口无气息出来，即可判断脱管。应立即报告医生，迅速抢救。

不同情况下脱管的急救措施如下：

（1）套管部分脱出：在不剪断套管系带的情况下拔出套管，将管芯放入套管中做引导，将套管顺气管窦道沿切口正中线直行送回，从气管壁切口借气管软骨的弹性原位压入。如能插进，则呼吸困难立即解除，插入时用力不可过猛。

（2）套管全部脱出：套管全部脱出或插入有阻力时，应剪断系带迅速拔出套管。有自主呼吸、意识清醒的患者，立即给予高流量、高浓度面罩吸氧，刺激患者咳嗽，吸净口鼻分泌物，鼓励其加强自主呼吸，密切观察血氧饱和度变化，必要时重新置管。呼吸困难、气管切开形成窦道者，吸痰后重新插回套管，妥善固定。

（3）重新置管不顺：患者如出现呼吸困难、氧饱和度下降时，可先经口插入麻醉插管或气管镜以改善呼吸困难，后再重新置入气管套管。

重新置管后，需妥善固定气管套管，严密观察气管插管的气囊是否漏气，密切观察患者的生命体征，注意神志、瞳孔变化，观察痰液的性质、颜色、量，密切注意血氧饱和度的变化，发现痰鸣音时应立即吸痰。

该患者的气管套管完全从气切处脱出，血氧饱和度下降。因此，立即予高流量、高浓度面罩吸氧，即刻吸痰处理后拆除脱出气管，开放气道。因患者出现放回气管套管困难，遂行经口气管插管改善呼吸困难。经过紧急处理，患者血氧饱和度恢复正常。

3. 患者因气管套管脱出后致血氧饱和度降低、心室颤动、心搏骤停等表现，请问该如何做好心肺复苏后的管理？

心搏骤停时全身组织器官发生严重缺血、缺氧，炎症因子释放，产生各种代谢产物,自主循环恢复后发生再灌注损伤,导致机体出现多器官功能紊乱或障碍,称为心搏骤停后综合征(post-cardiac arrest syndrome, PCAS)。

PCAS 被分成四个病理损伤过程:①心搏骤停后脑损伤;②心搏骤停后心肌功能障碍;③全身缺血-再灌注损伤;④持续致病性病因和诱因等。PCAS 与心搏骤停患者的预后密切相关,是影响复苏患者生存率的独立危险因素。治疗重点在于逆转 PCAS 的病理生理表现,应进行及时适当的集束化管理。心搏骤停后重症治疗时间轴可参见表 13-1。PCAS 患者存在多器官的缺血-再灌注损伤,而且由于全身炎症反应的持续存在,患者病情可能会在数小时至数天内持续恶化。因此,应尽早、全面地对患者进行监护,并在监测的生命指标指导下进行治疗。

表 13-1　心搏骤停后重症治疗时间轴

时限	治 疗 措 施
0~2 h	1. 开放气道,呼吸及循环支持,开放静脉,心电监护 2. 鉴别病因及异常病理生理状态 3. 诊断方法:心电图、动脉血气分析、冠状动脉造影(如果为 ST 段抬高心肌梗死或高度可疑心脏病因)、CT 成像、超声心动图、实验室检查,血培养 4. 血流动力学:平均动脉压>70 mmHg,使用血管活性药物、强心药物和(或)机械循环支持器官灌注 5. 机械通气:低潮气量(6~8 ml/kg 理想体重),降低 FiO_2 使得 SpO_2 维持在 94%~97%,维持适当的呼吸频率,使得 $PaCO_2$ 维持在 35~45 mmHg 6. 开始目标温度管理 7. 目标温度 32~36 ℃ 8. 维持正常的生理及器官灌注心搏骤停后重症治疗时间轴
2~96 h	1. 如果担心临床或亚临床癫痫,可进行持续性脑电监护 2. 减少不必要的镇静药物 3. 警惕感染表现 4. 建立患者神经系统基线指标,与家属讨论预后期望 5. 复温后 72 h 判断预后
>96 h	1. 使用多种参数进行神经功能预后评估:神经系统体格检查、体感诱发电位、血浆及脑脊液中生物标志物、脑电图、颅脑影像 2. 再次与家属探讨预后结局及治疗目标

PCAS 的集束化管理主要措施如下:

(1)复苏后的呼吸支持:实施肺保护性通气策略,以 SaO_2>94% 为目标,逐步低至最低吸氧浓度,避免高氧加重缺血再灌注损伤,维持 $PaCO_2$ 在正常的生理范围。

(2)维持血流动力学稳定:使用血管活性药物维持血流动力学稳定,保持收缩压≥90 mmHg 或平均动脉≥65 mmHg。

(3)保护神经功能:复苏后脑损伤的临床表现为昏迷、癫痫、肌痉挛,不同程度的神经认知功能障碍以及脑死亡,应尽快进行脑电图监测、瞳孔监测、GCS 评分表评估以及头部 CT 扫描等,评估神经功能的情况。因低温可降低大脑氧代谢,减轻脑细胞能量消耗,保护血脑屏障及减少脑细胞结构的破坏。亚低温治疗是目前唯一得到循证医学支持,用于心肺复苏后患者脑保护的一项重要措施。因此,复苏后目标体温管理尤为重要。国内有临床研究表明,缺血性脑损伤后最初的 24～48 h 需要精细化的温度控制,体温维持在 32～34 ℃,达到目标温度后维持不少于 24 h,可利用多种降温方式,包括冰袋、冰毯、血管内降温设备及药物等,其中神经肌肉阻滞剂及镇静药物可以减少寒战,大大加快体表降温速度。复温时应采取自然恢复方式,维持每小时升温 0.2～0.3 ℃直至核心体温在 37.5 ℃以下至少持续 72 h,防止复温后反应性高热。

在创伤性脑损伤的目标体温管理过程中需要注意体液改变,降温过程中可能发生低钾、低磷及低镁血症,在复温过程中可能发生高钾血症。应密切监测患者的电解质、凝血功能及全身有无出血倾向。常规进行脑电图检查或进行持续性监测,及时应用抗惊厥药物控制癫痫发作。

该患者心肺复苏成功后,予经口气管插管接呼吸机辅助通气。因插管位置较深致单肺通气,遂在纤维支气管镜引导下调整内置深度,患者双肺通气后维持血氧饱和度在 96%～100%。及时进行血气分析检测,维持 $PaCO_2$ 在 35～45 mmHg。应用去甲肾上腺素持续泵入,维持收缩压>90 mmHg,平均动脉压>65 mmHg。床旁超声评估容量水平欠佳,进行液体复苏。进行血流动力学监测,实时监测生命体征,观察尿量、皮肤色泽和温度,准确记录液体出入量,及时纠正水、电解质及酸碱平衡紊乱。

予患者应用冬眠合剂＋冰毯冰帽＋亚低温治疗,在给予头部及全身降温的同时,采取四肢末梢、面部皮肤保温措施,以减少寒战的发生。每小时监测患者的意识、瞳孔情况,并定时复查头颅 CT,应用力月西、丙泊酚、芬太尼镇静镇痛,甘露醇降低脑水肿,德巴金控制癫痫发作,纳洛酮用于苏醒治疗。完善各项实验室检查,如血常规、凝血常规和生化检查等。

4. 患者在气管食管瘘术后行呼吸机辅助通气,后再次出现气管食管瘘,护士应如何做好气管食管瘘患者行机械通气的气道管理?

(1) 密切观察病情变化:机械通气 1 个月以上应警惕气管食管瘘发生。由于患者气管切开、意识障碍等原因,往往不能表述自己的不适,除严密观察患者的体温、血压、心率、呼吸、血氧饱和度、血气分析结果外,还应了解有无腹胀及腹胀程度,观察胃肠减压时引流物的性质和量,有无大量气体引出;吸痰时注意气道有无出血、注意痰液性质,观察气管切开处有无胃内容物涌出;监测呼吸机运转情况及各项参数显示是否正常,一旦出现报警应及时分析原因并予处理。

(2) 严格控制气囊压力:理想的气囊压力要求阻断气管导管与管壁间的漏气,又不对气管黏膜血运造成影响。Granina 在一项 95 例患者前瞻性临床试验中得出经验,每日监测 3 次套囊压可预防气管黏膜缺血性损伤,采用气囊压力表监测是最可靠的指标。应用最少漏气技术控制气囊压力,按中华医学会重症医学分会推荐,将导管气囊内压力保持在 25～30 cmH$_2$O(1 cmH$_2$O=0.098 kPa)。如果发现气囊漏气或通气量不足,应先彻底清除气囊上的滞留物,抽瘪气囊空气,调整好导管的位置,再重新充气,避免在原来的基础上反复增加充气量,造成气囊压力过高。

(3) 避免气管内膜机械性损伤:肥胖患者应选择加强型气管套管,头颈部避免过度屈曲。每班检查气管套管系带松紧度,对气管插管长度进行重点交接,采用蝶形双重固定法固定气管插管,翻身时避免过度牵拉气管套管。每次吸痰后用支架固定呼吸机管道,注意保持患者头、颈、躯干垂直位置,以减轻气管套管对气管后壁的压迫。维持湿化温度 37℃,可有效防止气道温度过高引起气道黏膜损伤或因气道湿化不足引起细菌繁殖加重感染。每日补足液体量,可避免因体液不足影响气道湿化效果。保证患者床头抬高 30°～45°,在给患者翻身、拍背、转运以及实施相关护理操作时均应由专人固定气道,以防头部活动过度致使脱管。

(4) 调整气管套管型号及机械通气模式:为防止漏气引起肺泡通气量不足,导致严重低氧血症、气腹以及胃内容物污染并造成严重吸入性肺炎,应选择合适大小的气管套管置入。插管的关键是:超越或隔离漏口建立有效通气,原则是"宜深不宜浅",以使导管气囊位于瘘口远端,避免压迫气管断端吻合口。对瘘口接近声门的气管切开患者,更换型号较大的气管套管,使气囊位于瘘口下方,减少正压通气时气体经瘘口入消化道,导致肺泡通气量减少、呼吸衰竭加重及腹腔胀气。对不适合调整套囊位置的患者,采用压力控制模式,提高吸入氧浓度、送气频率,实施允许性高碳酸血症的通气策略,在尽可能保证机体供氧的前提下控制气道压力。

(5) 避免呼吸机依赖:由于长时间机械通气、营养不良、仪器使用不当,导致患者获得性肌无力和呼吸肌疲劳,造成撤机困难。对患者除加强营养支持外,还应全面评估患者的生理和心理状况,鼓励患者提高撤机信心,选择适当时机尽早有步骤地进行撤机训练,撤机选择在白天进行,时间由 30 min 开始,以后逐渐延长,直至完全撤机拔管。

(6) 严格掌握吸痰技术:对于气管食管瘘患者可以由上向下的方向进行吸痰。痰位深时,则由下向上边旋转、边上提、边吸引。吸痰管进入气道有阻力时,后退 1～2 cm 使管口游离再吸引,避免过分刺激使膈肌剧烈收缩,引起胃内压力增高,导致胃内容物反流。每次吸引时间不超过 15 s,吸引负压应限于 10.64～15.96 kPa,避免在一个部位反复提插吸痰管。吸痰次数不宜过频,以免损伤黏膜。吸痰前后应充分给氧,密切观察痰液颜色及性状,观察是否有胃内容物存在。

(7) 肺部感染的预防及护理:气管食管瘘使大量气体通过瘘口进入消化道,患者可出现腹胀、消化道出血、有效通气量不足,加重呼吸衰竭,同时胃内容物经瘘口进入气管和肺而引起或加重肺部感染。气管食管瘘一旦确诊,即给予禁食,持续胃肠减压,患者半卧位,减少胃内容物经瘘口污染呼吸道;每日进行3次口腔护理,采用可冲洗气管切开导管,定时清除气囊上方的滞留物;定期进行细菌培养,监测病原菌及菌群变化,根据药物敏感试验结果使用敏感抗生素治疗。

该患者入科后,更换型号较大的气管套管,使气囊位于瘘口下方。每日由两名护士进行口腔护理,一名护士固定气管套管,另一名护士采用蝶形双重固定法固定气管插管,每班护士对内置长度进行交接。因手术致患者气管第一环与第五环前壁缝合,第三、四软骨环间正中线做气管切开,致使其气管缩短,应严格保持患者处于低头状态,翻身及护理操作时严格禁止仰伸牵拉气管导管,同时床头抬高30°～45°。实时观察患者胃肠减压时引流物的性质和量,有无大量气体引出,有无腹胀。每班护士严格掌握气管食管瘘的吸痰技术,加强气道湿化,及时清理呼吸道分泌物。每2h监测一次气囊压力,压力保持在25～30 cmH$_2$O,并密切注意呼吸机报警提示,立即通知医生处理。患者气切处伤口红肿,及时清除气切口处的痰液,用碘伏消毒伤口,并应用75%的酒精纱布湿敷以减轻切口水肿。经过系统化的呼吸道管理,患者实现成功脱机,康复出院。

参 考 文 献

[1] 田俊.气管食管瘘的诊断治疗进展[J].中华耳鼻咽喉头颈外科杂志,2022,57(4):524-530.
[2] 张艳艳.重症监护病房患者气管切开术后非计划性拔管的原因及急救护理[J].中国老年保健医学,2011,9(4):96.
[3] 中华医学会急诊医学分会复苏学组,中国医药教育协会急诊专业委员会,成人心脏骤停后综合征诊断和治疗中国急诊专家共识组.成人心脏骤停后综合征诊断和治疗中国急诊专家共识[J].中华急诊医学杂志,2021,30(7):799-808.
[4] 成人院内心肺复苏质量控制临床实践专家组.成人院内心肺复苏质量控制临床实践专家共识[J].中华急诊医学杂志,2018,27(8):850-853.
[5] 汤秋芳,金旋.气管切开机械通气中气管食管瘘的发生原因及护理[J].护理与康复,2008,7(2):104-106.

病例 14　中毒性表皮坏死松解症合并多重耐药菌感染

中毒性表皮坏死松解症（toxic epidermal necrolysis, TEN）是一种以全身皮肤出现泛发性鲜红或紫红色斑片、水疱、大疱,破溃后表现为以烧伤样创面伴高热及全身中毒症状为特征的严重皮肤病。TEN 最常发生于成人,与服用磺胺类、巴比妥类、非类固醇抗炎药、苯妥英钠、别嘌呤醇和青霉素药物有关,但也有服用其他药物时可发生此类型药疹。约有1/5 的患者否认有服药史,约在1/3 的病例中由于同时患有严重疾病及用药治疗而病因不明,患者因为不同程度的黏膜损伤,因而更易受到细菌和真菌的感染,造成败血症、菌血症的发生,TEN 是一种威胁生命的皮肤病。

病例简介

　　患者,男,72 岁,诊断为"二尖瓣反流"。患者年初出现活动后胸闷气促,休息可缓解,伴头晕、心慌心悸,偶有恶心、呕吐,未予以重视;4 月初症状加重,2 周后于我院门诊就诊,予以对症支持治疗。查超声心动图示:双房及左心室增大,中重度二尖瓣反流,轻中度肺动脉高压,射血分数 58%,收治入心外科。既往有房颤病史 6 年,高血压病史 20 余年,有痛风史,听力下降使用助听器,无药物过敏史。入院后完善相关检查,于全麻体外循环下行"主动脉冠状动脉旁路移植＋二尖瓣置换术＋房颤消融术＋三尖瓣成形术",手术顺利,术后神志欠清,神经内科会诊后考虑脑梗死伴脑出血可能,予以对症支持治疗,气管切开后呼吸机脱机成功,加强营养支持。几天后,患者开始逐渐出现全身皮疹,以胸背部为主,伴表皮剥脱,皮肤科会诊后予氯雷他定、甲泼尼龙抗过敏,炉甘石洗剂外用,丙种球蛋白支持治疗,患者皮疹症状未见好转,进行性加重。由于患者病情危重,合并症多,转入重症医学科进一步治疗。

　　入住 ICU 时查体,见全身皮肤散在小片暗红色斑疹,皮肤黏膜(口腔、咽部、会阴)可见多发破溃、片状表皮剥脱,露出红色糜烂面,后背尤为明显,破溃面积 40%～50%。且患者高热、痰多,查感染指标增高,多处培养结果呈阳性,痰培养可见肺炎克雷伯菌、鲍曼不动杆菌等;尿培养:肺炎克雷伯菌,量大(4＋,重度);伤口黏膜:黏质沙雷菌。当时体温 38.2℃、心率 134 次/分、血压 90/46 mmHg、血糖 15.7 mmol/L,呼吸机辅助通气,转入单间负压病房,强化无菌操作,控制环境温度和湿度,减少皮肤失液,镇静镇痛,呼吸机辅助通气。每日创面换药:生理盐水＋庆大霉素清洗创面,磺胺咪定银敷料外敷＋烧伤纱布封包,眼部予以金霉素眼药膏外涂,抗感染、营养支持治疗。5 天后患者头面部皮肤破损处已结痂,胸部大片皮损渗出减少,部分伤口已长出表皮。由于患者 SCORTEN 评分为 4 分,且后续四肢出现新发水疱,皮肤科会诊后建议再次使用丙种球蛋白 20 g＋激素 80 mg 每日冲击治疗。由于患者高龄,有较多基础疾病,严重药物过敏病程长,多器官功能衰竭,脓毒性休克,治疗效果差,经全力抢救无效,心电图呈一直线,宣告临床死亡。

病例知识点

❶ 中毒性表皮坏死松解症的临床表现及病理特征。

❷ 中毒性表皮坏死松解症的创面护理。

❸ 中毒性表皮坏死松解症的营养支持方法。

❹ 中毒性表皮坏死松解症合并多重耐药菌感染的防控措施。

 病例解析

1. 中毒性表皮坏死松解症有哪些临床表现及病理特征？

发病前期患者可能出现发热及类似上呼吸道感染的症状。皮损的类型及受累情况差异较大,早期皮损多初发于躯干上部、四肢近端和面部,为靶型或紫癜样表现,后逐渐扩散至躯干和四肢远端,严重者可出现水疱、大疱甚至大面积融合成片的表皮松解。大面积表皮松解可导致真皮外露形成大片糜烂、渗出,易导致出血和感染。

眼、口、鼻及生殖器黏膜损伤是 TEN 的临床特征之一,可出现黏膜侵蚀、糜烂和出血。约 93% 的患者可累及口腔黏膜,78% 累及眼周黏膜,63% 累及生殖器黏膜,66% 可同时累及这 3 个部位。上呼吸道黏膜坏死松解可引起支气管阻塞及通气障碍;胃肠道黏膜损伤包括充血、糜烂、浅表或深层溃疡等,临床上可出现腹泻甚至便血;肾小管损伤可导致急性肾损伤。转氨酶的轻度升高较常见,但严重的肝损伤少见。急性胰腺功能损伤也可见于 TEN 患者。近期流行病学研究表明,TEN 患者弥散性血管内凝血的发生与其死亡高度相关。

TEN 的皮损组织病理学表现为角质形成细胞凋亡到大面积表皮坏死等不同程度的表皮损伤。表皮改变与基底细胞空泡变性及表皮下大疱的形成有关,病变较少累及皮肤附属器(包括汗管、毛发等)。真皮可见部分血管周围淋巴细胞、组织细胞及少量嗜酸性粒细胞浸润。临床上 TEN 需要与表现为皮肤或黏膜水疱、溃疡的疾病相鉴别。

在 TEN 病情进展评估中,SCORTEN(score of toxic epidermal necrolysis)是 Bastuji-Garin 等在 2000 年制订的 SJS/TEN 进展期评分体系,通过 7 项与 TEN 相关的因素评估患者的病死率,包括:①年龄>40 岁;②伴恶性肿瘤(包括恶性实体肿瘤及血液肿瘤);③心率>120 次/分;④入院时表皮松解面积>10%体表面积;⑤血清尿素氮水平>10 mmol/L;⑥血清葡萄糖水平>14 mmol/L;⑦血清碳酸氢盐水平<20 mmol/L。每项指标占 1 分,分数越高则死亡风险越大。SCORTEN 评分 0~7 分对应的预测病死率分别为 1%、4%、12%、32%、62%、85%、95%、99%。目前国内外已有多项针对 TEN 患者的回顾性研究以评价 SCORTEN 评分体系的敏感性,但该指标对我国人群的适用性尚需进一步评价。推荐对所有 TEN 患者在入院 24 h 内进行 SCORTEN 评分,并根据病情发展进行持续动态评估。

该患者前期因心脏瓣膜病、房颤、冠心病而住院接受手术治疗,应用多种抗生素(头孢曲松钠、舒普深、泰能、斯沃)后,入监护室时已出现球结膜充血水肿,口腔及咽部少量散发溃疡伴出血,全身皮肤散在小片暗红色斑疹,躯干皮肤可见多发破溃、片状表皮剥脱,露出红色糜烂面,后背尤为明显,破溃面积 40%~50%。排除光毒性皮疹、多形红斑、葡萄球菌性烫伤样皮肤综合征,故 TEN 诊断成立。患者 SCORTEN 评分中第①③④⑥项均符合,评分为 4 分,预估死亡率为 62%。

 TEN 患者不同部位、不同类型的创面该如何护理?

TEN 发病开始是疼痛性局部红斑或全身性红斑皮疹,是由真皮乳头层毛细血管网的局限性或全身扩张引起的,迅速蔓延,在红斑上出现松弛的大疱或表皮剥离。如果有轻微触摸或牵拉,会导致其大面积剥离。患者表皮大面积剥离时可伴有疲劳、寒战、肌痛和发烧;24~72 h 内发生广泛的糜烂,包括所有剥离膜(眼、口、外生殖器)。此时病情极为严重,受累皮肤类似Ⅱ级烫伤程度,患者可因液体和电解质失衡以及多器官并发症(如肺炎、胃肠道出血、肾小球肾炎、肝炎、感染)而死亡。对于不同部位、不同类型创面情况,具体的护理措施如下:

1) 不同部位创面的护理

(1) 眼部:侵害到眼部黏膜时,患者会出现球结膜充血水肿,眼部分泌物会明显增多,导致眼睑粘连,眼球活动受限,甚至进一步加重睑结膜、球结膜损伤。此时可以用生理盐水冲洗或棉签蘸取生理盐水擦拭,伴有结膜糜烂者可以使用 3%硼酸清洗。眼部用药可选择氯霉素眼膏、红霉素眼膏和金霉素眼膏等。眼睛无法闭合者,用凡士林油纱布覆盖。对于眼球活动受限的清醒患者可指导其多进行眼球的上下视及内外展锻炼。

(2) 口唇部:该部位受到影响的患者,重点是保持清洁、消炎、减轻疼痛、避免唇部干裂。漱口液可以选择 0.1% 醋酸氯己定漱口液、5% 的碳酸氢钠等。使用碳酸氢钠漱口液时混合利多卡因,可以在预防真菌感染的同时减轻患者的疼痛。当口唇黏膜出血、糜烂结痂、疼痛明显时,可以涂抹凡士林软膏或者涂抹维生素 A 和 E 软膏。选用紫草油或红霉素眼膏涂抹嘴唇可以有效防止皲裂、减轻疼痛。口唇处有血痂者切记不可强行去除。

2) 不同类型创面的护理

(1) 皮肤清洗:清洗皮肤的溶液最好选择无菌水、生理盐水或者抗菌剂,以冲洗、点蘸的方式进行清洗。

(2) 皮肤完好处护理:可选用油性润肤剂外擦,如 50% 白凡士林和 50% 液状石蜡制剂,为避免涂药时产生剪切力造成表皮剥脱,建议最好选择直接喷洒的方式。

(3) 水疱的护理:大部分文献中对水疱的处理原则基本相似。大疱表皮松动未脱落者不应去除疱皮,保留可起到生物敷料的作用;对已经脱落、坏死并成堆贴附在创面上的表皮,容易清除的可直接移除,粘连而不易移除的不可以强行撕拉,应使用无菌剪刀剪除。对小水疱和渗出液较少的水疱不做特殊处理,尽可能保持皮肤完整,等待自行吸收。对充满液体的大水疱(直径>2 cm)应使用消毒液消毒,然后用无菌注射器低位穿刺,并建议按需将抽吸出的液体送检进行细菌和真菌培养。

(4) 表皮剥脱处的护理:对于表皮剥脱的创面,护理重点在于预防感染、暴露疗法和湿性愈合。在剥脱的表皮上使用银离子抗菌敷料预防感染是目前广泛使用的一种方法,一般银离子敷料停留 3 天,每天更换外层敷料,第 4 天再进行彻底大换药。对于较深溃疡处也可使用德湿银覆盖,其中的三酰甘油成分可以防止粘连;有大量渗液的创面可使用爱康肤银,除可吸收大量渗液外还持续起效 7 天,减少换药频次。对于表皮大面积剥脱的部位采用暴露疗法,可使用红外线治疗机,局部使用电磁波频谱治疗仪,或者间断使用烤灯每次 20～30 min,每天 3～4 次,以此促进皮损处皮肤干燥。对于糜烂处的皮肤采用泡沫敷料、水胶体敷料等覆盖,保持创面温湿度,有利于创面的修复。

3) 其他治疗方法

除了直接的皮肤护理外,系统地应用糖皮质激素和静脉注射免疫球蛋白治疗也十分重要。

(1) 系统应用糖皮质激素:由于早期大剂量系统应用糖皮质激素可有效抑制炎症反应,临床上应用其治疗 TEN 已有多年历史。但系统应用糖皮质激素会增加败血症的发生风险，其对 TEN 的疗效及能否降低病死率仍存在争议。但大部分病例队列研究证明，糖皮质激素在治疗中有益于 TEN 患者。基于文献及前期临床经验，推荐早期、足量、系统应用糖皮质激素控制病情进展。对于中重度 TEN 患者，可给予 $1.5\sim$ $2\,mg/(kg \cdot d)$ 起始量（泼尼松当量），一般 $7\sim10$ 天，控制病情后可逐渐减量。

（2）静脉注射免疫球蛋白治疗：其作用机制是 Fas-FasL 在 TEN 患者角质形成细胞的凋亡中发挥作用，而免疫球蛋白可通过抗 Fas 活性抑制 Fas-FasL 的相互作用及细胞凋亡。研究发现，静脉注射免疫球蛋白联合糖皮质激素治疗 TEN 可缩短恢复时间。结合国内相关临床研究，推荐剂量为 $400\,mg/(kg \cdot d)$，连续使用 $3\sim5$ 天。

该患者转入监护室即给予单间负压病房，强化无菌操作，控制环境温湿度（温度 $28\,℃$，湿度 $50\%\sim60\%$），减少皮肤失液；使用丙种球蛋白 $20\,g +$ 激素 $80\,mg$ 每日冲击治疗，使用力月西、丙泊酚等镇静，使用芬太尼镇痛，呼吸机辅助通气。应用支被架，防止被套对皮肤摩擦刺激。创面换药：生理盐水＋庆大霉素清洗创面，磺胺咪定银敷料外敷＋烧伤纱布封包，每日更换外层烧伤纱布。对于胸前区和后背大片水疱及剥脱表皮处，对水疱进行消毒抽吸后，每日使用烤灯 3 次，每次使用 $30\,min$，促进其干燥。眼部使用生理盐水冲洗后用金霉素眼药膏外涂，抗感染和防粘连。每日 3 次口腔护理时使用 5％碳酸氢钠溶液，结束后使用红霉素眼膏外涂口唇，经口气管插管使用口寸带固定，减少使用 3M 胶带可能造成的表皮破损。会阴护理可在阴茎及阴囊处使用凡士林纱布隔开，防止破损皮肤粘连，肛周清洁后使用红霉素软膏外涂。患者前期四肢皮肤完好，给予患者使用赛肤润外喷保护，后期也仅出现小水疱，无特殊处理。

3. 对于重症 TEN 患者应如何给予足够的营养支持？

营养支持治疗在危重患者临床治疗中起着十分重要的作用。由于大面积表皮松解、糜烂导致体液丢失，同时经口摄入量减少，故 TEN 患者需要补液，以预防外周组织器官低灌注及休克。补液量取决于表皮松解的体表面积，其标准略低于烧伤补液量，过度补液会导致肺部、皮肤及胃肠道水肿。借鉴烧伤患者的补液标准，入院后的前 3 天 TEN 患者每 1％表皮松解的体表面积补液量为 $2\sim4\,ml/kg$。补液应通过外周静脉或中央静脉置管，并密切监测液体的出入量，从而计算补液量。大面积表皮松解也会导致白蛋白和其他蛋白质的丢失，患者应尽早开始营养支持治疗，以保证代谢平衡，减少蛋白质流失并促进愈合。对于营养方式，肠内营养优先于肠外营养，可减少溃疡形成及消化道细菌迁移。患者伴口腔黏膜炎而无法正常进食时，可选择胃管进行鼻饲饮食。许多学会均指出：对于重症患者，若肠道功能良好，应尽早使用肠内营养，这样不仅可以改善患者的营养状况,同时还能保持患者肠黏膜结构和功能的完整性,促进疾病康复。但在临床实践中,危重症患者实施肠内营养时极易发生腹泻、误吸、高水平胃残余量和腹胀等并发症。专家共识建议患者可从最低剂量开始肠内营养,5~7 天逐步达到目标喂养量,根据患者的实际情况选择不同的肠内营养制剂,早期低能量摄入更安全,推荐采用肠内营养输注泵匀速输送的方式进行喂养,对于 7~10 天仍未达到目标喂养量的患者,辅以补充肠外营养。共识推荐临床医务人员对 ICU 机械通气和(或)肠内营养治疗患者采取半卧位来预防误吸,至少 6~8 h 监测一次气囊压力,使压力维持在 25~30 cmH₂O。由于重症患者常伴有不同程度的肠道功能障碍,同时使用镇静或镇痛药物也会在一定程度上抑制胃肠道蠕动,易出现胃内容物潴留、反流等,此时监测胃残余量(gastric residual volume, GRV)就显得尤为重要。当患者连续 2 次监测 GRV>250 ml 或监测值超过前 2 h 喂养量的 50% 时,即可视为高水平 GRV;当 GRV 在 200~500 ml 时应给予重视,积极采取措施降低患者发生误吸的风险。

患者入院时身高为 1.73 m,根据营养公式得出患者每日约需要 11 000 KJ 能量。患者入住 ICU 初期,全部给予肠外营养提供每日所需能量,后经医生听诊及 B 超评估后,给予患者留置胃管并开始肠内营养,从每日瑞能肠内营养乳剂 200 ml 起,30 ml/h。进行肠内营养输注时,予以抬高床头 30°,防止反流误吸。在每日喂养前,回抽胃管,检查并无胃潴留,且喂养后未发生腹胀、腹泻症状。

 TEN 患者多重耐药菌感染的防控措施有哪些?

耐药是指微生物对临床治疗(常规)使用的关键药物敏感度减弱或丧失。而多重耐药在目前已发表的相关共识中定义为对可用药物中 3 类或更多(每类中的一种或更多)不敏感。随着耐药问题的日益加剧,加强耐药菌感染的防控和诊疗能力,是医疗机构防控耐药菌感染传播的重要内容。

临床上针对多重耐药菌感染防控的通用要点有手卫生、接触预防、患者隔离、环境监测、环境消毒等。TEN 患者皮肤大面积破损,皮肤屏障完整性受损严重,加之大量应用糖皮质激素,极易造成全身感染,控制创面再次感染是成功治疗的关键环节。正确执行手卫生可减少手部微生物(包括耐药菌)污染,从而降低医院感染发生风险。手卫生被认为是预防和控制耐药菌传播的最基础、最有效、最经济的策略。控制室温标准为夏季 26~28 ℃、冬季 30~32 ℃,相对湿度 50%~60%,注意定时通风换气,保持空气新鲜。房间内定时空气消毒,对地面、床头柜及床栏等采用 500 mg/L 的含氯消毒液每天擦拭 2 遍。按规定在隔离病室门上粘贴隔离标识,多重耐药菌感染为接触隔离,为蓝色标识。病室须减少人员出入、严格限制探视,减少交叉感染的风险,工作人员进入病房时穿隔离衣,每24h更换,各项操作集中进行并且严格无菌操作,特别是实施中心静脉置管、留置导尿管、烧伤创面护理时,应避免污染,同时减少感染的危险因素;接触隔离患者的血液、体液、分泌物、排泄物等物质时应戴手套;在从事可能污染工作服的操作时穿隔离衣,进行可能产生气溶胶的操作(如吸痰或雾化治疗等)时戴标准外科口罩和护目镜。加强诊疗环境的卫生管理,对隔离病室固定专用的保洁工具进行室内清洁和消毒,对患者经常接触的物体表面、设备设施表面,每日进行清洁和擦拭消毒。用过的所有敷料、一次性医疗器械等医疗废物须放入专用黄色医疗废物袋内,锐利器具用后及时放入专用利器盒内,进行无害化处理。密切监测患者的血常规、细菌感染等相关感染指标,防止出现因感染加重而导致脓毒血症的情况。

该患者入住监护室内单间负压病房,房间内层流净化空气,室温设置为26℃,相对湿度60%。对患者采取接触隔离措施,门口放置蓝色的接触隔离指示牌,使用蓝色手腕带扣,医疗废弃物放置于双层黄色垃圾袋内,使用过的消毒用品放置于表面感染菌种的垃圾袋内统一清洗、消毒。每位进入该病室的人员都穿戴好面屏、一次性隔离衣及手套,房间内配置单人使用的耳温仪、听诊器等诊疗用品,使用后及时擦拭消毒,操作集中进行。因TEN患者大面积表皮剥脱且患者住院时间长、年龄大,生理防御功能、免疫功能大大降低,易受到周围环境中细菌的感染,故应加强免疫和营养支持治疗,提高患者自身的抵抗力。维持水、电解质及酸碱平衡,积极预防和治疗各种并发症。对创面及早、彻底清除坏死组织,保护创面免受皮肤正常菌群的侵犯。强化医护人员的无菌观念,严格执行消毒相关规范制度在整个治疗过程中具有极其重要的地位,是预防创面感染和促进创面愈合的关键。

参 考 文 献

［1］王利,张翠红,韩俊丽.中毒性表皮坏死松解型药疹13例临床分析[J].中国皮肤性病学杂志,2014,28(11):1133-1134,1160.

［2］魏宗婷,陈旭光.大疱性表皮松解坏死型药疹的临床观察与护理[J].护理研究,2017,31(30):3865-3866.

［3］CREAMER D, WALSH SA, DZIEWULSKI P, et al. U.K. guidelines for the management of Stevens-Johnson syndrome/toxic epidermal necrolysis in adults 2016 [J]. Br J Dermatol, 2016, 174(6):1194-1227.

［4］MCCULLOUGH M, BURG M, LIN E, et al. Steven Johnson Syndrome and Toxic Epidermal Necrolysis in a burn unit: A 15-year experience [J]. Burns, 2017,43(1):200-205.

［5］梁丽,解东莉.1例口服药物导致大疱性表皮松解坏死型药疹患者的护理[J].现代临床护理,2015(2):78-80.

［6］杨永生,徐金华,李锋,等.静脉注射丙种球蛋白和糖皮质激素治疗重症大疱性药疹 65 例[J].中
　　华皮肤科杂志,2009,42(5):330－332.
［7］陈金波,王宝玺,王宏伟,等.Stevens-Johnson 综合征及中毒性表皮坏死松解症 61 例回顾性分析
　　[J].中华皮肤科杂志,2008,41(8):542－545.

病例 **15** 皮肤软组织感染合并艰难梭菌性腹泻

　　艰难梭菌(clostridium difficile)是可形成芽孢的革兰氏阳性厌氧杆菌,是引起院内肠道感染的主要致病菌。艰难梭菌感染(clostridium difficile infection)主要是由产毒素艰难梭菌过度繁殖导致肠道菌群失调并释放毒素所引起。在临床上,有15%～25%的抗菌药物相关性腹泻、50%～75%的抗菌药物相关性结肠炎和95%～100%的伪膜性肠炎是由艰难梭菌感染所致。艰难梭菌感染轻者引起腹泻,重者引发伪膜性肠炎,常伴有中毒性巨结肠、肠穿孔、感染性休克等并发症,甚至导致死亡。目前,抗菌药物是治疗艰难梭菌感染的首选方法,但是复发率较高,导致住院患者死亡绝对风险增加10%,同时也增加了危及生命的严重并发症发生的风险。粪菌移植(fecal microbiota transplantation, FMT)是治疗复发性艰难梭菌感染(recurrent clostridium difficile infection, RCDI)的一种新的治疗方法,对复杂及严重的RCDI有较好的疗效。

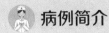

病例简介

　　患者,男,39 岁,体重指数(BMI)26.5 kg/m²,自由职业者。入院前患者曾因颈后部疖肿、尾骶皮肤软组织感染就诊于外院,行抗感染、补液等治疗,期间患者颈后部肿物反复增大,尾骶感染灶未见明显改善,后未再做特殊处理。

　　现因"颈部、尾骶皮肤软组织化脓性感染 20 余天"收入 ICU。患者既往有糖尿病史,入院后查体:体温 37.4 ℃,脉搏 78 次/分,呼吸 14 次/分,血压 127/67 mmHg;神志清楚,精神状态差。双侧颈项部、尾骶皮肤红肿伴压痛,皮温升高,颈部未触及波动感,尾骶可触及波动感。双肺呼吸音粗,可闻及少许湿性啰音。心前区无隆起,心律齐,各瓣膜听诊区未闻及杂音,未闻及心包摩擦音。腹部平软,肝脾肋下未触及,移动性浊音阴性,肠鸣音正常。

　　患者主要诊断为颈部、尾骶皮肤软组织化脓性感染,入院后予以颈部脓肿切开引流,清创换药处置,尾骶处予以清创联合负压封闭引流(vacuum sealing drainage, VSD)。住院期间患者行气管插管机械辅助通气、胸腔穿刺引流、纤维支气管镜检查、间歇性血液透析及脏器功能支持、扩容补液、控制血糖、维持内环境稳定、抗感染等操作及治疗。治疗期间患者痰液培养结果显示多重耐药菌感染,为鲍曼不动杆菌和耐甲氧西林金黄色葡萄球菌;大便培养示大肠埃希菌;尿液培养示大肠埃希菌和白假丝酵母菌;颈部、尾骶脓液分泌物和痰液培养结果显示耐甲氧西林葡萄球菌及铜绿假单胞菌感染,感染指标及体温热峰上升,必须加强抗菌药物联合使用。多种抗生素应用后,患者肠道菌群失调,出现严重腹泻,日均解稀水便 10 余次,粪便化验结果显示艰难梭菌感染,予以 FMT 治疗,效果可。患者病情逐步稳定,感染指标恢复正常,予以暂停呼吸机使用,拔除经口气管插管,行双鼻腔吸氧。颈后及尾骶部创面肉芽组织增生良好,拔除 VSD,加强换药和观察。患者住院治疗 55 天后康复出院。

病例知识点

❶ 艰难梭菌感染的诊断与治疗方法。

❷ 粪菌移植的治疗方法。

❸ 粪菌移植的效果评估与不良反应监测。

❹ 负压封闭引流在皮肤软组织化脓性感染患者中的应用。

❺ 内置型粪便引流装置在严重腹泻患者中的应用。

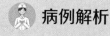 病例解析

1. 患者为何会出现艰难梭菌感染,应该如何治疗呢?

艰难梭菌感染的发生具有一些相关危险因素,例如,长期暴露于广谱抗菌药物、具有严重基础疾病、高龄、使用免疫抑制剂或免疫低下、糖尿病、肾衰竭、胃肠手术、营养不良、炎症性肠病患者,以及长期使用质子泵抑制剂和抗组胺剂患者等,在胃肠手术后合并使用广谱抗菌药物的患者中发生风险最高。

患者出现中至重度腹泻或肠梗阻,并满足以下任一条件:①粪便检测艰难梭菌毒素或产毒素艰难梭菌结果阳性;②内镜下或组织病理检查显示伪膜性肠炎,可诊断为艰难梭菌感染。艰难梭菌感染症状可由单一腹泻到中、重度感染,包括发热、腹痛、腹胀,腹泻初期为水样便,24 h 内常大于 3 次,后期可发展为脓血便。重症患者白细胞计数增多。严重感染时表现为水样便伴有脱水、中毒性结肠炎和脓毒血症,粪便中可有黏膜状物存在。

艰难梭菌感染治疗的首要原则是尽可能停止正在使用的抗菌药物;其次,口服有效的治疗药物。

1) 内科治疗

(1) 无症状艰难梭菌携带者:不存在腹泻、肠梗阻、结肠炎等临床症状的患者。不推荐进行艰难梭菌实验室检测及治疗。

(2) 轻-中度感染:患者有腹泻等肠炎样症状,但没有重症感染表现,给予甲硝唑(口服或胃管入)治疗。

(3) 重症感染:患者有腹泻,且存在以下任何一项因艰难梭菌感染导致的异常。(①白细胞计数$>15\times10^9/L$;②血肌酐较基线升高$>50\%$;③内镜发现伪膜),给予万古霉素(口服或胃管入)治疗。

(4) 重症感染伴并发症:患者符合重症感染诊断标准,且存在以下至少一项因艰难梭菌感染导致的异常,包括低血压、肠梗阻、中毒性巨结肠或弥漫性结肠炎、肠穿孔、需结肠切除、因艰难梭菌感染入住重症监护病房治疗。应请外科、感染内科医生会诊,评估结肠切除手术指征;给予万古霉素、配伍甲硝唑(胃管入);患者一旦病情稳定,万古霉素应减量,同时停用甲硝唑;口服给药受限或完全性肠梗阻的患者可经 Foley 导尿管给予万古霉素 500 mg(溶于 100 ml 生理盐水)行直肠保留灌肠,配伍甲硝唑静脉输注。该项治疗存在结肠穿孔的风险。

(5) 复发性艰难梭菌感染:即使完成疗程的患者,仍有 20% 左右的复发可能,其原因并非对甲硝唑或万古霉素耐药,而是芽孢清除失败或感染了新的艰难梭菌。第一次复发时仍可采用原治疗方案;第二次复发时应给予万古霉素并逐渐减量,或 FMT。

2) 外科治疗

所有重症艰难梭菌感染患者都应该进行腹部 CT 检查,明确是否存在中毒性巨结肠或全结肠炎,以尽早确定外科干预的时机。若患者艰难梭菌感染导致的临床情况不稳定,如肠穿孔、中毒性巨结肠、内科治疗无效、重症感染性休克等,即应尽早开始外科干预,如结肠切除。新方法包括结肠旷置回肠造瘘、保留结肠并万古霉素冲洗术等。结肠切除术的病死率高达 25%~75%。手术应在血清乳酸>5 mmol/L 前实施。对于行结肠次全切除术保留直肠的艰难梭菌感染患者,术后仍须持续进行内科药物治疗。

3) FMT 治疗

适用于 RCDI 患者,治愈率可高达 90% 以上,但对于接受结肠次全切除术的患者效果不确定。该患者既往有糖尿病史,长期血糖控制不佳,机体免疫力差,极易导致感染灶的迁延不愈。痰培养示耐甲氧西林金黄色葡萄球菌、鲍曼不动杆菌,大便培养示大肠埃希菌,尿液培养示大肠埃希菌和白假丝酵母菌,颈部、尾骶脓液分泌物和痰液培养检出耐甲氧西林葡萄球菌及铜绿假单胞菌,感染指征严重伴有严重腹泻,需要多种抗生素联合使用以进行抗感染治疗。糖尿病和多种抗菌药物的使用是艰难梭菌感染的危险因素,也是导致该患者肠道菌群失调、严重腹泻的重要原因。

2. FMT 是如何进行的?

FMT 是将供体肠道微生物菌群转移到受体的胃肠道内,通过改善肠道微生态环境来达到治疗疾病的目的。在进行 FMT 之前应考虑患者本身疾病的严重程度和其他合并症,但这些情况导致 FMT 失败的情况极为罕见。因此,大部分患有肠道菌群失调相关疾病的患者都可接受 FMT 治疗。但使用免疫抑制剂、患有失代偿性肝硬化、晚期获得性免疫缺陷综合征、近期骨髓移植或有其他严重免疫缺陷是 FMT 的禁忌证。

首先严格筛选供体,保证粪菌质量和安全性;其次做好粪便样品的采集与存储,肠道菌群中绝大多数为厌氧菌,使用密闭容器和脱氧剂进行粪便样品的采集和转移可有效保护粪便中的厌氧菌。制备好的粪便样品可在 4 ℃下储存长达 8 h,对细菌存活率没有显著影响;但超过 8 h,细菌活力便会下降。因此,美国、澳大利亚及欧洲国家均要求在 6 h 内完成对粪便悬浊液的制备和 FMT 操作。

FMT 的途径包括:①上消化道途径是指经口、鼻胃管、胃镜或胃造瘘口;②中消化道途径是指经鼻肠管或内镜肠道植管术(transendoscopic enteral tubing, TET);③下消化道途径包括灌肠、结肠 TET 或结肠造瘘口。主要注意事项包括:①在上消化道进行移植操作有反流和误吸的风险。因此,在 FMT 前应禁食至少 4 h,也可以在 FMT 前1 天使用促胃肠动力药促进胃蠕动,预防反流和呕吐等不良事件发生。②为了减少胃内酸性环境对移植微生物的定植干扰,可在 FMT 前 1 天口服质子泵抑制剂,减少胃酸。③在中下消化道移植时为了配合 TET 操作,手术期间及术后 6 h 建议患者保持头高脚低、倾斜 30°体位,避免反流和感染性肺炎的发生。④术后 6 h 内应避免排便,尽量延长移植物在肠内留存的时间。⑤在移植前使用抗生素可改善患者本身紊乱的肠道微生物环境。

该患者确定腹泻为艰难梭菌感染所致后,先进行口服甲硝唑和万古霉素治疗,效果欠佳,腹泻迁延不愈,日均解稀水便 10 余次。后期予以 FMT 治疗,选择中消化道途径,经鼻肠管给予新鲜粪菌悬液 500 ml 鼻饲,共 2 次,间隔 5 天。患者接受 FMT 治疗效果可,解便次数逐步减少至每天 2～3 次,水样便中粪质增多。

3. FMT 的效果如何? 其不良反应有哪些?

一项有关 259 例艰难梭菌感染患者的前瞻性临床试验研究显示,在 FMT 治疗后的 6个月内复发的比例仅为 4%,而且最常发生在 2 个月内。对于 1 个月内 FMT 不成功的患者,大多数仍可在使用标准抗生素治疗或重复给予 FMT 治疗后 6 个月内治愈。在多次

(≥2 次)FMT 失败后,可联合常规药物治疗;在 3～5 次 FMT 失败后,可认定 FMT 无效。

FMT 相关不良事件分为移植途径相关和微生态相关两类,严重不良事件均发生在肠黏膜屏障受损的患者中,上消化道移植术后的不良事件发生率高于下消化道移植术后。不良事件按照强度分为轻度(1 级)、中度(2 级)、重度(3 级)、危及生命(4 级)和死亡(5 级)。轻微不良事件包括腹泻、便秘、腹鸣、腹胀、恶心、呕吐和发热。严重不良事件包括内镜并发症(穿孔出血)、与镇静有关的并发症(支气管误吸)、病原体传播、炎症性肠病加重、感染发生(腹膜炎、肺炎),以及需要住院治疗的暂时或永久性功能障碍或死亡。

患者经过 2 次 FMT 后,解便次数逐步减少至每天 2～3 次,水样便中粪质增多,腹泻症状缓解,FMT 效果可。在 FMT 过程中,仅出现轻微腹胀和恶心等不适感。

4. 负压封闭引流(VSD)在皮肤软组织化脓性感染中的应用优势有哪些? 该如何进行有效管理?

VSD 是指用内含有引流管的聚乙烯酒精水化海藻盐泡沫敷料,来覆盖或填充皮肤、软组织缺损的创面,再用生物半透膜对之进行封闭,使其成为一个密闭空间,最后把引流管接通负压源,通过可控制的负压促进创面愈合的一种全新的治疗方法。

传统换药具有创面异味大而容易产生恶臭,渗出明显导致换药工作量大,创面易水肿导致肉芽组织生长缓慢,创面疼痛感明显,以及容易二次感染等局限性。而 VSD 具有以下优势:①持续、有效地引流创面脓液和有毒产物,防止脓肿形成;医用高分子泡沫材料内含引流管,能有效避免引流管堵塞,对创面进行主动的全方位引流。②持续、均匀的负压吸引,不会因局部压力过高而出现组织缺血,改善局部血运,改善局部营养状况,刺激肉芽组织生长。③避免换药时患者痛苦,降低医务人员的工作量,且简单易行,效果可靠。

在患者治疗期间应做好 VSD 相关有效管理,主要为以下五个方面:①保持创面持续有效的负压是引流及治疗成功的关键。要确保压力合适,各管道通畅,紧密连接,保持引流通畅。②易压迫的部位,如背部、尾骨等处应经常更换体位,用垫圈、被子等将其垫高、悬空。③一次 VSD 可维持有效引流 5～7 天,一般在 7 天后拔除或者更换。④对于疼痛明显的患者,评估疼痛时间、性质,予以适当调整体位,分散注意力,指导解决的方法,必要时给予镇痛剂,保证患者具有足够的休息。⑤患者应进食高蛋白质、高维生素的食物,促进创面早日愈合。

患者颈部、尾骶皮肤软组织化脓性感染,予以多次清创换药,伤口迁延不愈,后期予以多次清创联合 VSD 使用,患者换药次数减少,减轻了患者的疼痛,缩短了患者的病程,创面肉芽组织生长良好。

5. 内置型粪便引流装置该如何在严重腹泻患者中应用和管理?

内置型粪便引流装置包括内置部分、连接部分和收集部分。气囊和导管前端是内置部分最主要的 2 个部件,主要起固定、引流、防脱漏的作用。硅胶引流管和负压球囊是连接部分最主要的 2 个部件,主要起连接和引流的作用,负压球囊还具有吸引和冲洗的作用。收集装置为一次性有螺纹接口且可更换的引流袋,内置凝胶剂,稀便迅速凝结,粪便不外溢,安全收集和处理可能引起感染的排泄物。

粪便引流装置的使用能防止粪便对肛周皮肤的刺激,保持皮肤的清洁、干燥。一项荟萃分析研究表明,使用导管引流方式较传统肛周皮肤护理可降低肛周皮肤并发症的发生率,节约经济成本,减少医务人员的工作量。

患者每次腹泻后用大棉棒蘸取生理盐水进行轻柔清洗,避免用力摩擦。清洁干燥后,予以赛肤润厚涂,尽量隔绝下次粪便对皮肤的刺激。患者腹泻迁延不愈,后期予以大便收集器使用,杜绝了粪便对皮肤的刺激,使患者的皮肤处于一个清洁、干燥的环境中,有效预防了失禁性皮炎等并发症的发生。

参 考 文 献

［1］徐英春,张曼.中国成人艰难梭菌感染诊断和治疗专家共识[J].协和医学杂志,2017,8(2):131-138.

［2］杨丽平,寇彩艳,张志刚,等.不同种类粪菌移植治疗复发性艰难梭菌感染安全性的系统评价[J].中国感染控制杂志,2022,21(12):1222-1228.

［3］KELLY CR, YEN EF, GRINSPAN AM, et al. Fecal microbiota transplantation is highly effective in real-world practice: initial results from the FMT national registry [J]. Gastroenterology, 2021,160(1):183-192.e3.

［4］王玉莹,石汉平,饶本强.粪菌移植的临床操作与应用[J].肿瘤代谢与营养电子杂志,2022,9(3):390-395.

［5］WU J, LV L, WANG C. Efficacy of fecal microbiota transplantation in irritable bowel syndrome: a meta-analysis of randomized controlled trials [J]. Front Cell Infect Microbiol, 2022, 12:827395.

［6］韩瑞馨,高士红,孙丽娟.持续性封闭式负压引流技术在慢性伤口中的研究进展[J].全科护理,2020,18(11):1310-1312.

［7］白霖宇.持续负压封闭引流(VSD)技术治疗骶尾部褥疮的临床观察[J].中国保健营养,2019,29(28):103.

［8］秦丽伟.探讨负压封闭引流技术(VSD)持续冲洗在创面治疗中的护理体会[J].实用临床护理学电子杂志,2020,5(45):36.

病例 16　子痫患者终止妊娠后产褥期合并静脉血栓栓塞症

　　妊娠期高血压是产科最常见的并发症之一,当高血压与蛋白尿并存时,有发生子痫前期的可能。子痫是妊娠期高血压疾病最严重的阶段,一旦发生,可出现急性肾衰竭、心力衰竭、脑卒中、DIC 及 HELLP 综合征、胎盘早剥、胎儿宫内窘迫、胎儿宫内死亡等情况,进而危及母儿生命,是围产儿和孕产妇死亡的主要原因。

病例简介

患者,女,36 岁,孕 27^{+1} 周。在家突发全身抽搐,伴双眼凝视、牙关紧闭、小便失禁,持续约 1 min 后自行缓解,神志好转,但仍欠清,能简单对答,部分配合查体,但烦躁明显,诉腹痛,遂至急诊科就诊。予以吸氧,心电监护示:心率 161 次/分,呼吸 35 次/分,血压 202/104 mmHg,SpO$_2$ 90%,体温 38.3 ℃;尿蛋白 4+;血小板计数 183×10^9/L;肌酐 132.5 μmol/L,尿酸 714.1 μmol/L;ALT 95 U/L,AST 160 U/L。头颅 CT 检查示:双侧额叶、顶叶、枕叶、颞叶白质及左侧外囊密度减低;胸部 CT 检查示:双肺上叶近背侧少量渗出,双侧少量胸腔积液。就诊期间再次出现抽搐、烦躁,给予补液支持、亚宁定控制血压,以及安定、硫酸镁等处理后抽搐缓解。经多学科会诊后考虑"子痫"。神经内科再次查体未见阳性体征,听胎心 90 次/分,查体时宫体有压痛,考虑有胎盘早剥可能。目前子痫症状已控制,依据指南控制症状后须终止妊娠。告知患者家属病情及风险后行急诊剖宫产术,术后转入监护室进一步治疗。

患者入监护室后神志镇静,GCS 评分 3 分;双侧瞳孔等大、等圆,直径 0.25 cm,对光反射弱阳性;经口气管插管接呼吸机辅助通气,导尿管引流出澄清尿液,血压 156/106 mmHg,心率 116 次/分,SpO$_2$ 100%。术后第一天复查 CT 示:脑沟多发变浅;头颅 CT 静脉血管造影(CTV):右侧横窦走行区颅板下小低密度影;24 h 尿蛋白定量 3.77 g;白蛋白 28 g/L,且出现抽搐,予甘露醇脱水降颅压,输蛋白后利尿,尼卡地平控制血压,催产素促进子宫收缩,硫酸镁、德巴金治疗子痫。术后第二天查血,血栓弹力图实验示:R-凝血因子功能,数值减小偏高 6.8 分钟;K-纤维蛋白原功能,数值减小偏高 2.2 分钟;ANGEL-纤维蛋白原功能,数值增大偏高 67.5;MA-血小板的功能,数值增大偏高 55.2 mm,血管超声检查无特殊。经多学科会诊后予速碧林泵入小剂量抗凝,间歇充气加压装置物理治疗,观察双下肢水肿等情况,预防深静脉血栓。术后第 4 天患者出现下肢水肿,血管超声检查示下肢静脉血栓形成、双侧颈内静脉血栓形成,暂停间歇充气加压装置物理治疗,加大速碧林剂量治疗深静脉血栓。术后第 8 天暂停镇静镇痛,患者神志转清,予拔除经口气管插管改为双鼻腔吸氧,有肺栓塞、静脉窦血栓、脑梗死风险;完善头颅 MRI+MRV,肺动脉 CTA 检查,监测患者神志、瞳孔情况,做好抗凝治疗。术后第 10 天转出监护室,转入产科。

病例知识点

① 子痫的分类、典型症状、相关检查。

② 子痫发作的急救处理。

③ 产褥期静脉血栓栓塞症的预防和诊治。

④ 产褥期合并多处静脉血栓形成的处置。

 病例解析

1. 患者妊娠期出现子痫，请问子痫的分类、典型症状、相关检查有哪些？

子痫是在子痫前期基础上发生不能用其他原因解释的抽搐，是子痫前期发展至最严重阶段的临床表现。子痫发作前可有不断加重的临床表现，也可发生于无血压升高或升高不显著、尿蛋白阴性的病例。子痫抽搐进展迅速，是造成母儿死亡的最主要原因。

子痫前期的孕妇如果出现血压持续升高，收缩压≥160 mmHg 和（或）舒张压≥110 mmHg，应诊断为重度子痫前期。重度子痫前期患者妊娠年龄偏大，起病孕周小，有高血压病史或家族史，且前次妊娠有高血压发生者再次妊娠时更易发生子痫前期。对于严重高血压患者，容易发生胎盘早剥、胎儿窘迫、胎死宫内、子痫、视网膜脱落、肝包膜下血肿、HELLP 综合征等并发症。而不规律产检的孕妇，若合并重度子痫前期，就诊时病情常较危重；若错过最佳治疗时机，可严重影响母儿预后。

子痫根据发病时间分为产前子痫、产时子痫和产后子痫。产前子痫：指子痫发生在妊娠晚期或临产前，59％的子痫发生在此阶段。产时子痫：指子痫发生于分娩过程，

20%的子痫发生在此阶段。产后子痫：子痫发生于产后，产后子痫主要发生在产后72 h内，偶有发生在产后3～7天。

子痫的典型症状：前驱症状短暂，包括高血压、头痛（持续额部或枕部头痛等）、视觉障碍（如视力模糊、复视等）、右上腹或上腹部疼痛、恶心、呕吐、水肿、呼吸困难等临床表现。发作症状：子痫抽搐进展迅速，通常表现为全身强直阵挛性抽搐或昏迷。发病时，患者出现突然意识丧失，常伴有尖叫；随后，手臂、腿、胸部和背部的肌肉则变得僵硬。在肌肉强直期，患者可能开始出现嘴唇青紫。大约1 min后，开始出现有节律的肌肉收缩和抽搐，持续1～2 min，期间患者无呼吸动作，还可能发生舌咬伤，口吐白沫血痰。此后抽搐停止，呼吸恢复，但患者仍昏迷。大多数患者在全身惊厥后10～20 min开始恢复，最后意识恢复，但易激惹、烦躁。

临床医师须对有以上症状的患者进行临床查体、辅助检查等评估靶器官功能。除常规检查外，可通过头颅CT检查明确有无脑水肿或颅内出血，眼底检查明确有无眼底出血，胸片检查明确有无肺水肿、胸腔积液，腹部彩超检查明确有无肝包膜下血肿、腹水，产科彩超检查明确有无胎盘早剥、脐血流异常，生物物理评分检查明确有无胎儿缺氧等。

该患者突发全身抽搐，伴双眼凝视、牙关紧闭，诉腹痛，血压202/104 mmHg，SpO_2 90%，尿蛋白4+；血常规检查示：血小板计数$183×10^9$/L；肌酐132.5 μmol/L，尿酸714.1 μmol/L，ALT 95 U/L，AST 160 U/L。就诊期间患者再次出现抽搐、烦躁，胸部CT检查提示双肺上叶近背侧少量渗出，双侧少量胸腔积液。神经内科再次查体未见阳性体征，听胎心90次/分，查体时宫体有压痛，考虑有胎盘早剥可能，经多学科会诊后考虑"子痫"。

 患者出现子痫，请问子痫发作的急救处理有哪些呢？

（1）保持孕妇呼吸道通畅，迅速置开口器或于上、下磨牙间放置一缠好纱布的压舌板，用舌钳固定舌头以防止上唇或舌后坠情况的发生；使患者取头低、侧卧位以防黏液吸入呼吸道或舌头阻塞呼吸道，也可避免发生低血压综合征。患者昏迷未清醒时禁止给予一切食物和服药物，防止误吸而致吸入性肺炎。

（2）氧气吸入。抽搐的同时给氧，不仅可以减轻孕妇的脑水肿症状，而且能改善胎儿宫内窘迫；抽搐时持续吸氧，流量为4～6 L/min至患者意识清醒。

（3）镇静、解痉、降压。及时准确执行医嘱，肌内注射冬眠一号3 ml，安定10 mg，苯巴比妥0.2 g利血平1 mg，同时迅速建立静脉通路，用硫酸镁尽快镇静、解痉、降压。

（4）做好无菌导尿术，观察尿量，并保留导尿管。

（5）遵医嘱迅速做好术前准备，尽快终止妊娠。

该患者全身抽搐、牙关紧闭、小便失禁，烦躁，入院后立即予以吸氧、心电监护、留置导尿，备压舌板，就诊期间针对高血压给予相应的降压治疗，维持血压的稳定；产前子痫、全身抽搐时给予硫酸镁、安定、德巴金用药控制；子痫症状控制后立即行剖宫产终止妊娠。

3.　患者血压非正常升高使血流阻力增大、血流缓慢，血液呈高凝状态，肢体活动减少，产褥期发生静脉血栓栓塞的风险很高。请问产褥期静脉血栓栓塞症该如何预防和诊治呢？

静脉血栓栓塞（venous thromboembolism，VTE）包括深静脉血栓（deep vein thrombosis，DVT）和肺栓塞（pulmonary embolism），是 VTE 在不同阶段的表现形式。DVT 是指血液在深静脉内不正常凝结引起的静脉回流障碍性疾病，常发生于下肢，少数见于肠系膜静脉、上肢静脉、颈静脉或颅内静脉系统；若血栓脱落阻滞于肺动脉则会导致肺栓塞。孕产妇发生 DVT、肺栓塞的风险以及因 VTE 导致的病死率均明显高于正常人群。

雌、孕激素水平升高，凝血系统的改变（凝血因子Ⅶ、Ⅷ、Ⅹ和纤维蛋白原等促凝血因子增加，抗凝血因子蛋白 S、C 等减少），血小板功能活化，血液瘀滞，血管损伤，产后活动能力下降等，这些改变使机体具备了 VTE 形成的"三要素"（高凝状态、血流速度缓慢、血管壁受损），从而增加了血栓栓塞性疾病发生和发展的风险。

妊娠相关静脉血栓栓塞症（pregnancy associated venous thromboembolism，PA - VTE）的早期诊断仍有赖于早期症状和体征的识别。①DVT 相关表现：患肢肿胀、疼痛，双下肢粗细不等（腿围相差＞1 cm），伴浅静脉曲张、皮肤色素沉着甚至溃疡形成，行走后患肢易疲劳等；出现颈部胀痛、意识淡漠、头痛、呕吐等症状时须警惕颈静脉和颅内静脉系统栓塞。②肺栓塞相关表现：呼吸困难、胸痛、发绀、咳嗽、咯血，颈静脉充盈、搏动及低氧血症等。一旦出现 VTE 的症状和体征即进入诊断流程。

彩色多普勒超声具有良好的敏感度和特异度，且无创、易操作、重复性好，仍作为 DVT 筛查的首选。研究发现，彩色多普勒超声与传统 DVT 诊断"金标准"——静脉造影的结果高度一致。磁共振静脉成像是重要的补充，主要优势在于对盆腔静脉血栓的诊断。胸部 X 线检查是可疑肺栓塞的首选筛查手段，胸部 X 线检查阴性患者行肺通气/灌注（V/Q）扫描，而胸部 X 线检查提示异常则直接进行 CT 肺动脉造影。

用于 VTE 防治的基本方式除抗凝药物外，还包括间歇充气加压装置、弹力袜等物理手段，但物理预防仅在有药物预防禁忌证的情况下或联合抗凝药物时使用，不建议单独用于 PA-VTE 的防治。

该患者术后神志镇静，由于高血压、长时间卧床、血流缓慢、血液高凝状态、肢体活动减少等，存在 DVT 高风险。护士密切观察患者双下肢有无肿胀、皮温情况、双足足背动脉搏动情况等，查血栓弹力图，行血管超声检查，评估出凝血风险后予速碧林泵入小剂量抗凝、间歇充气加压装置联合应用预防 DVT。

 产褥期合并多处静脉血栓形成，该如何处置呢？

PA-VTE 危害极大，肺栓塞占孕产妇死亡原因的 9%，已成为全世界孕产妇死亡的第二大主要原因和少数发达国家孕产妇的第一大死因。下肢 DVT 发生后早期血栓易脱落，引起远处栓塞，若患者延误最佳治疗时机或治疗不当，可导致患者猝死。由于致死性 VTE 往往是可预测、可预防的，因此 PA-VTE 的有效防治是现阶段进一步降低孕产妇病死率最具潜力的方向。

临床上可疑或确诊产褥期 VTE 后，应请相关专科行多学科会诊，包括血管疾病专科、呼吸科、影像科、ICU、新生儿科等；颅内静脉系统的栓塞还须请神经内科会诊，共同评估病情、制订诊疗方案。主要治疗措施包括：抗凝治疗、物理治疗、下腔静脉滤器、溶栓治疗等。

（1）抗凝治疗：由多学科医师根据血栓发生的时间以及高危因素共同制订抗凝药物及其剂量的选择。由于此时抗凝药物的使用是为了治疗已发生的血栓，剂量会大于预防用药剂量。因此，要在多学科会诊意见的指导下用药，并要严密监测抗凝药物相关的不良反应。

（2）物理治疗：包括足背屈、梯度加压弹力袜、间歇充气加压装置或足底静脉泵等。

（3）下腔静脉滤器：应用有限，且相关研究较少，须权衡利弊后慎重决定。

（4）溶栓治疗：目前对于产褥期的溶栓治疗仅有个案报道，并且可能增加大出血、颅内出血等风险。因此，不推荐对 DVT、血流动力学稳定的急性肺栓塞患者使用溶栓治疗，仅在血流动力学不稳定的急性肺栓塞患者中可考虑使用。

该患者入监护室第 4 天后出现下肢水肿，血管超声检查提示下肢静脉血栓形成、双侧颈内静脉血栓形成，多学科会诊后加大速碧林剂量治疗 DVT。后患者神志转清，予拔除经口气管插管并改为双鼻腔吸氧，因有肺栓塞、静脉窦血栓、脑梗死的风险，完善相关检查，监测患者神志、瞳孔情况，做好抗凝治疗。

参 考 文 献

［1］曹泽毅.中华妇产科学［M］.2版.北京：人民卫生出版社，2007.

［2］于华鹏，黄晓戈.妊娠期高血压危象患者母儿结局的临床分析［J］.现代妇产科进展，2016，25（6）：452-454.

［3］廖维华.妊娠期高血压疾病的治疗方案［J］.中国医药指南，2016，14（30）：292.

［4］LYU X, ZHANG W, ZHANG J, et al. Morbidity and maternal and infant outcomes of hypertensive disorder in pregnancy in China in 2018 ［J］. J Clin Hypertens (Greenwich), 2021, 23（6）：1194-1204.

［5］郭瑞君，巩丽焕.影像学检查在妊娠期静脉血栓栓塞症诊断中的应用［J］.中国实用妇科与产科杂志，2018，34（7）：725-729.

病例 17 多发伤

多发伤是指机体在同一机械致伤因素作用下,2个或2个以上解剖部位遭受损伤,其中一处损伤即使单独存在也可危及生命。多发伤发生的常见原因有交通事故、高处坠落等,具有病情危重、伤及全身多处器官等特点,损伤部位包括颅脑损伤、胸腹部损伤、脊柱脊髓损伤等。损伤的同时可伴有大出血危及生命,患者伤后若不采取及时有效的治疗,病死率可高达20%～30%。目前,国内外较提倡的多发伤救治模式为院前-院内急诊-院内专科救治的一体化救治模式。该模式能有效提升救治成功率,值得推广及采用。

病例简介

患者,女,55 岁,入院前 6 h 因车祸致头部、胸部、腹部及四肢外伤,由 120 救护车送至急诊科就诊。入抢救室后患者神志昏迷,呼吸急促,予以心电监护示:心率 118 次/分,呼吸 35 次/分,血压 80/53 mmHg,SpO_2 85%。立即予以气管插管接呼吸机辅助通气,并予以扩容治疗,待生命体征平稳后行 CT 检查。头颅 CT 检查示:蛛网膜下腔出血,右侧脑室内积血,左额部血肿;颈部 CT 检查示:颈椎未见脱位征象;胸部 CT 检查示:双肺挫裂伤,左侧第 3～6 肋骨骨折,右侧锁骨胸骨端骨折,右肩关节脱位,大结节撕脱,胸壁软组织肿胀及少量积气;腹部 CT 检查示:下腹部多发游离小气泡影,考虑肠管破裂,双侧腹膜后积液、积血增多,腹膜后大血管周围渗出增多,小肠淤胀;骨盆 CT 检查示:右侧髂骨、耻骨上下支及右侧坐骨支骨折,邻近软组织血肿,第 5 腰椎右侧横突骨折,盆底血肿。

患者主要诊断为:多发伤;骨盆骨折;腹腔积血;外伤性蛛网膜下腔出血,脑挫裂伤;肺挫裂伤;肋骨骨折。立即急诊行剖腹探查＋脾修补术＋空肠破裂修补术＋骨盆支架外固定术,术后转入 ICU。患者神志昏迷,GCS 评分 3 分;瞳孔左右等大、等圆,直径 0.25 cm,对光反射弱阳性;经口气管插管接呼吸机辅助通气,腹部伤口引流管引流出约 300 ml 血性液体,导尿管引流出澄清尿液;骨盆外固定支架固定中,骨折肢体予以藤托固定后放置功能位,肋骨骨折予以胸带固定包扎。患者因骨盆骨折、脾破裂导致大量失血,入住 ICU 后出现失血性休克表现,测体温 35.8 ℃,皮肤湿冷,面色苍白。心电监护示:心率 125 次/分,呼吸 25 次/分,血压 92/60 mmHg,SpO_2 98%。立即予以液体复苏,输注红细胞悬液、血浆及冷沉淀凝血因子,使用去甲肾上腺素升压治疗,并予以热空气毯联合棉被保暖,完善各项检查(血常规、凝血常规、血栓弹力图等)。患者同时存在脑出血、肺挫裂伤、空肠破裂,应每小时监测意识、瞳孔情况,做好镇静镇痛、呼吸道管理、抗感染等治疗。

入住 ICU 第 3 天,患者休克纠正,生命体征稳定;第 10 天,患者肺挫裂伤较前好转,但仍需呼吸机辅助通气,予以行气管切开术;第 14 天,患者意识转清,予以暂停呼吸机,气切处接高流量湿化氧疗仪吸氧;第 16 天,患者行骨折肢体、骨盆切开复位内固定术;第 28 天,患者气切套管封堵,予以双鼻腔高流量吸氧;第 35 天,患者康复出院。

病例知识点

① 多发伤创伤评估。

② 失血性休克的急救处置。

③ 失血性休克致死三联征的发生机制及护理观察。

④ 合并骨盆骨折的多发伤的急救处置。

⑤ 合并其他损伤(颅脑、胸部、腹部损伤)的多发伤的急救处置。

 病例解析

1. 患者头、胸、腹、骨盆、四肢均有不同程度的创伤,可见多发伤患者具有伤情复杂和多部位性损伤的特点,入院后应如何进行创伤评估?

首先进行初步评估,包括有关气道、呼吸、循环等威胁生命的损伤,如气道梗阻、呼吸衰竭、心搏骤停等,必要时行气管插管、心肺复苏等处置。在初步评估后,再对患者进行二次评估,为了避免评估的遗漏,建议按简明损伤定级标准或损伤严重度评分法评估并记录各部位的损伤情况,即按头-面-颈-胸-腹(盆腔)-脊柱与脊髓-上肢-下肢与骨盆-体表的顺序进行查体。此外,对于血流动力学不稳定的出血患者,可使用床旁创伤超声重点评估(focused assessment with sonography for trauma, FAST)全面快速评估伤情。FAST 通过超声检查快速排除胸腔、腹腔及心包腔出血,同时可在超声引导下穿刺引流积血,但存在一定的局限性。对于血流动力学稳定的患者,应行 CT 检查明确诊断。

该患者因胸部损伤、创伤出血引起呼吸急促、低氧,出现失血性休克的表现,立即予以气管插管、液体复苏,做好呼吸和循环支持,在生命体征稳定后通过全身 CT 检查明确诊断。

2. 患者因骨盆骨折、脾破裂大量出血，出现失血性休克的临床表现，此时应如何处置？

液体复苏是治疗休克的主要手段之一，对于多发伤患者，在出血未得到控制的情况下，传统大量快速的液体复苏虽能改善循环血量，升高血压，但会影响血管的收缩反应，造成已形成的血块移位，破坏凝血机制，加重出血。因此，损伤控制性复苏（damage control resuscitation, DCR）这一新概念被提出。DCR 的基本原则包括减少晶体液的输注（入院后输入量＜3 L）；允许低血压；使用大量输血方案；使用血栓弹力图测定凝血功能，以针对性的方式指导血制品的使用。液体复苏途径应选择深静脉为宜，首选颈内静脉，骨盆骨折患者应避免股静脉穿刺。护士在深静脉通路未建立前，应先行外周浅静脉穿刺，至少建立两条静脉通路并及时开展液体复苏。

采取有效的止血方法，如按压、填塞、手术等，同时尽早使用氨甲环酸等止血药物。早期应用血管活性药物。根据患者情况选择适当的血管活性药物辅助液体复苏可改善循环和升高血压，提高心脏泵血功能，常用药物有去甲肾上腺素、肾上腺素、多巴酚丁胺等。使用血管活性药物时，建立专用通路泵入，禁止在此专用通道进行静脉输液和静脉注射，防止因药物在管道内流速改变导致的心率、血压波动。做好血流动力学的监测和记录，包括心率、血压、中心静脉压、血乳酸、灌注指数、足趾温度感知、皮肤花斑评分等。及时识别和处理致死三联征。

该患者入院后给予 DCR，即适当的晶体液输注，根据血常规、凝血功能、血栓弹力图指标制订输血方案（红细胞悬液、血浆、冷沉淀凝血因子），同时使用去甲肾上腺素维持平均动脉压＞65 mmHg 即可。在明确出血原因后，立即行骨盆支架外固定和开腹手术止血。术后入住 ICU 继续给予呼吸和循环支持，护士除常规观察体温、心率、呼吸、血压、氧饱和度等的变化外，还可通过观察下肢皮肤花斑、足趾皮温来评估组织灌注情况（图 17 - 1 和图 17 - 2）。

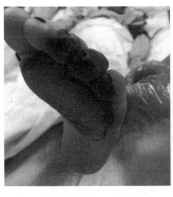 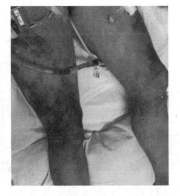

图 17 - 1　足趾低灌注坏死　　　　图 17 - 2　双下肢花斑

3. 患者入住 ICU 后出现低体温，凝血功能也存在异常，有并发致死三联征的风险。请问何为失血性休克致死三联征？其危害有哪些？该如何预防？

失血性休克患者有效循环血量减少，微循环灌注障碍，引起组织细胞缺血缺氧、代谢紊乱、功能受损及炎症介质产生，这一系列的病理生理改变可引起致死三联征，即酸中毒、低体温、创伤性凝血病（trauma-induced coagulopathy, TIC）。

致死三联征的危害：酸中毒可使血压持续下降，进一步加重休克程度，同时损伤血管内皮细胞，启动外源性凝血系统，凝血因子及血小板极度消耗，促使 TIC 的发生。低体温可使凝血因子活性下降，诱发血小板释放肝素样因子，发挥抗凝作用，纤溶亢进，引起凝血酶原时间（PT）和活化部分凝血活酶时间（APTT）延长，影响凝血功能。酸中毒、低体温、组织损伤、炎症反应是发生 TIC 的主要因素，TIC 患者表现为凝血功能障碍，可出现局部出血或全身出血，危及生命。

积极治疗失血性休克是预防致死三联征的关键。创伤患者低体温分为轻度低体温（34～36 ℃）、中度低体温（32～34 ℃）、重度低体温（低于 32 ℃）。当创伤患者体温≤36 ℃时，应启动复温；体温达到 37 ℃时，停止复温。常用的复温方式有棉被保暖、复温毯、热空气毯、加温输液、呼吸道复温、体外循环加热等。

该患者入住 ICU 后测得体温 35.8 ℃，皮肤苍白、湿冷，立即采用热空气毯联合棉被复温。实施复温后须密切监测患者体温及有无寒战发生，体温达到 37 ℃后及时关闭热空气毯，防止人为因素造成的体温过高。此外，患者凝血功能异常，应做好皮肤黏膜和脏器出血的观察，如皮肤瘀点或瘀斑、口腔黏膜出血、置管处渗血、黑便、血性痰液、血尿等，做好意识、瞳孔情况的监测，警惕脑出血的发生。

4. 骨盆骨折在多发伤中较常见，由于骨盆处血运丰富，骨盆骨折易伴随大出血，引起低血容量性休克，危及患者的生命，护士应如何做好骨盆骨折患者的急救处置？

骨盆是由髂骨、坐骨、耻骨、骶骨和尾骨 5 块骨头组成一完整的闭合骨环，对盆腔内脏器、神经、血管等有保护作用。骨盆骨折常发生于高能量外伤患者，可分为稳定型骨折和不稳定型骨折，其中稳定型骨折以骨盆环的单发骨折、单纯髋臼骨折、耻骨支跨性骨折以及骨裂和撕脱骨折为主要特征；不稳定型骨折则涉及骨盆环多个部位的破坏。稳定型骨折一般只需卧床休息，用骨盆固定带固定，预后好；不稳定型骨折常伴有大量出血，易引起失血性休克而危及生命。

骨盆骨折患者可表现为局部疼痛、肿胀、肢体长度不对称、会阴部瘀斑等；骨盆挤压试验和分离试验阳性；大量出血患者可出现失血性休克表现，引起腹膜后血肿，患者出现不同程度的腹膜刺激征；若损伤盆腔内脏器（膀胱、尿道、直肠），患者可出现排尿困难、血尿、导尿管插入受阻、阴道出血、直肠出血等；若损伤神经，患者可出现尿失禁、大便失禁等。

不稳定型骨折导致的大出血中，出血源包括骨折端松质骨渗血、静脉丛破裂出血、骨折周围肌肉软组织损伤出血、主要动静脉出血（髂总、髂内、髂外动静脉）、盆腔脏器损伤出血。对于不稳定型骨折伴大出血患者的急救原则为抗休克、止血和骨盆固定。抗休克包括损伤控制性液体复苏，尽早纠正酸中毒、低体温和凝血功能障碍。骨盆骨折的早期复位和稳定是治疗大出血的关键措施，常用固定方法有骨盆固定带、外固定支架、C 型钳（图 17 - 3 和图 17 - 4），常用止血方法有骨盆填塞、血管造影和栓塞。

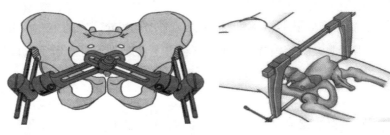

图 17 - 3　外固定支架　　　　　图 17 - 4　C 型钳

该患者 CT 检查为不稳定型骨盆骨折，且存在腹膜后血肿，出现失血性休克临床表现。先予以骨盆固定带固定骨盆，并立即行外固定支架固定，同时积极治疗休克，降低致死三联征的发生风险。观察有无盆腔脏器损伤的表现，如血尿、阴道出血、排尿困难、腹膜刺激征等。留置导尿时如遇阻力，不可粗暴盲插，患者可能存在尿道断裂，必要时行膀胱造瘘。

5. 患者除了危及生命的骨盆骨折，还存在颅脑损伤、胸部损伤和腹腔内脏器损伤，该如何处置呢？

多发伤合并脑损伤具有很高的致死率和致残率，对于危及生命的脑出血需要立即开颅手术或介入治疗，对于没有危及生命的脑出血可暂时保守治疗。无论何种脑出血，都应行神经系统评估，包括瞳孔监测、GCS 评分以及头部 CT 扫描。正常瞳孔为圆形，双侧等大，直径 2～5 mm，对光反射敏捷。当出现双侧瞳孔不等大，对光反射迟钝或消失时，提示颅内压增高、脑疝等的发生。GCS 评分是反映颅脑损伤严重程度的可靠指标。

　　胸部损伤主要包括肋骨骨折、肺挫裂伤、血气胸等。肋骨骨折分为单根肋骨骨折和多根肋骨骨折。单根或数根肋骨单处骨折，表现为局部疼痛，对呼吸功能影响不大；当患者出现2根以上相邻肋骨各自发生2处或以上骨折又称连枷胸，患者因前侧局部胸壁失去完整肋骨的支撑而软化，产生反常呼吸，即吸气时软化区的胸壁内陷，呼气时软化区的胸壁向外鼓出。若软化区范围较广泛，呼吸时两侧胸腔压力不平衡，纵隔随呼吸而向左右来回移动，称为"纵隔摆动"。纵隔摆动会影响气道的换气和静脉血液回流，患者可出现气促、呼吸困难、发绀，严重者可发生呼吸和循环衰竭。肋骨骨折多采取保守治疗，胸部进行加压包扎固定，保持呼吸道通畅，雾化吸入促进排痰，使用抗生素预防肺部感染，根据疼痛程度合理使用镇痛药物等，一般在2～4周可自行愈合。多发肋骨骨折常合并肺挫伤、血气胸，少量血气胸可让其自行吸收，中等量以上血气胸须行胸腔闭式引流术，活动性血胸需要开胸止血。

　　腹部损伤主要有空腔脏器损伤和实质性脏器损伤，其处理原则为一旦出现腹腔活动性出血，应立即开腹或腹腔镜探查，抗休克和手术同时进行。首次手术以控制出血和腹腔污染为主，待生命体征平稳，可再行二期确定性手术，部分严重创伤患者甚至需要多次手术。

　　该患者脑出血部位、出血量并不危及生命，暂时采取保守治疗。入ICU后早期每小时进行GCS评分和瞳孔观察，并定时复查头颅CT，待血肿范围缩小，凝血功能纠正，改为每4 h进行GCS评分和瞳孔观察。

　　该患者胸部CT检查显示左侧多发肋骨骨折、双肺挫裂伤，视诊无反常呼吸，胸部损伤并不严重，但由于患者伴有失血性休克，入院时呼吸急促，血氧饱和度较低，予以气管插管接呼吸机辅助通气。患者胸部损伤采取保守治疗，予以胸带局部包扎固定，翻身采用轴线翻身法，按需吸痰，加强雾化吸入，合理使用抗生素，须注意不能使用物理震动法进行排痰（拍背、排痰仪）。

　　该患者腹部CT检查显示腹膜后血肿，下腹部多发游离小气泡影，考虑实质性脏器和空腔脏器破裂可能，且危及生命体征，于是立即开腹探查行脾破裂修补和空肠破裂修补，手术和抗休克治疗同时进行，及时控制出血，稳定生命体征。

<h2 style="text-align:center">参 考 文 献</h2>

［1］石磊. 多发伤的诊断与治疗研究进展[J]. 中日友好医院学报, 2018, 32(4): 237 - 240.
［2］黄彪, 李建国, 黄发贵. 多发伤的诊疗进展[J]. 医学综述, 2019, 25(5): 973 - 977.
［3］蒋相康, 张茂. 成人多发伤合并严重脑损伤最初24 h的监测与处理指南[J]. 中华急诊医学杂志, 2020, 29(2): 179 - 180.

［4］海霖,余姣.失血性休克致死性三联征的筛查及救治[J].中国急救医学,2019,39(7):700-703.

［5］于庆艳,娄靖,张进军.骨盆骨折院前急救策略[J].中华急诊医学杂志,2019,28(2):260-263.

［6］方加虎.血流动力学不稳定骨盆骨折的致病因素和早期处理措施[J].创伤外科杂志,2021,23(5):321-325.

［7］王伯珉,杨永良,贾宏磊,等.多发肋骨骨折的治疗进展[J].创伤外科杂志,2021,23(12):948-951.

病例 **18** 喉阻塞

喉阻塞(laryngeal obstruction)也称喉梗阻,因喉部或其邻近组织的病变,使喉部通道(特别是声门处)发生狭窄或阻塞,引起呼吸困难。它不是一个独立的疾病,而是一种症状。引起喉阻塞的原因很多,有炎症、外伤、异物、水肿、肿瘤、畸形、声带瘫痪等。喉阻塞引起阻塞性呼吸困难会导致缺氧和二氧化碳潴留,患者年幼、高龄或伴有营养不良者,对缺氧或二氧化碳潴留耐受差,容易引起呼吸困难。

呼吸困难的程度是选择治疗方法的主要依据,结合患者的病情和缺氧情况,明确病因,积极对症处理。慢性病因引起者,病程较长,患者对缺氧已经耐受,大都可以通过病因治疗解除喉梗阻,避免行气管切开。急性病因引起者,病情变化快,如处理不及时可引起窒息,危及生命。因此,在治疗病因的同时应做好气管切开急救准备,病情突变时须尽快纠正缺氧、解除呼吸困难,以挽救其生命。

病例简介

患者,男,70 岁,半年前无明显诱因下出现声音嘶哑,偶有痰中带血,未予以重视,近一周声音嘶哑加重并伴有失声,来院就诊。查电子喉镜提示:左侧声带全程赘生物,声带固定,门诊拟喉肿物伴Ⅱ度喉梗阻收治入院。患者既往有糖尿病、高血压、冠心病(支架植入)、心力衰竭史。入院时测生命体征:氧饱和度 94%,心率 96 次/分,呼吸 24 次/分,血压 141/70 mmHg,予以吸氧、雾化、消炎等治疗,床旁备气管切开包,严密观察患者的呼吸情况。

入院第二天午饭时,患者突然出现呼吸急促,伴有喘鸣音,测氧饱和度 90%,心率 141 次/分,呼吸 32 次/分,血压 156/94 mmHg。迅速为其连接床边心电监护,监测生命体征,予以吸氧、糖皮质激素、利尿剂等对症治疗。患者症状未缓解,继而出现大汗淋漓、口唇发绀、皮肤湿冷、咳白色泡沫痰,吸气性四凹征(+),心电监护提示房颤,肺部听诊湿啰音,氧饱和度 84%。立即为患者床边行气管切开,置入气管套管后予以呼吸机辅助呼吸,使用镇静药和扩血管药物,患者发绀症状好转,心电监护监测患者的生命体征,特别是血压、心率和氧饱和度的变化,监测血气分析,记录 24 h 出入量以保证患者液体出入量平衡。

患者心力衰竭症状得到控制后,完善术前检查。颈部增强 CT 检查示:气管切开后状态,左侧声门区可见软组织密度影,双侧颈部胸锁乳突肌旁多发淋巴结,甲状腺弥漫性肿大伴多发结节。超声心动图检查示:左室壁弥漫性运动减低,左心室显著扩大,左心功能减低,射血分数 30%。喉镜下取活检组织,病理检查示:声带肿物、鳞状细胞癌。后在全麻下行"喉部分切除术+颈淋巴结清扫术+气管成形术",术后患者留置气管套管,套管内持续气道湿化,按需吸痰;颈部留置引流管 2 根,留置胃管给予肠内营养;遵医嘱予以床边心电监护,监测生命体征和氧饱和度情况,严格控制入水量及补液速度,予以止血和抗感染治疗。

术后第 2 天,患者生命体征平稳,停床边心电监护、拔除导尿管,帮助患者下床活动,指脉氧监测氧饱和度和心率;术后第 5 天,拔除患者的伤口引流管;术后第 7 天,更换 9 号金属气管套管,定时消毒内套管,完善气道管理并给予患者及家属气管套管相关健康指导;术后第 14 天,患者进行吞咽训练后进食无呛咳,拔除胃管,康复出院。

病例知识点

❶ 喉阻塞患者的护理评估。

❷ 喉阻塞患者呼吸困难分度及病情观察。

❸ Ⅲ度喉梗阻急救处置与配合。

❹ 喉梗阻患者合并心力衰竭的急救处置。

❺ 喉梗阻气管切开后并发症观察及突发状况处置。

 病例解析

1. 患者有呼吸困难,闻及喘鸣音,可见喉阻塞的病情特点,入院后应如何完成护理评估?

首先应评估患者呼吸困难的程度,有无吸气性呼吸困难、吸气性喘鸣音,有无吸气性软组织凹陷等,测量患者的体温、心率、呼吸、血压、氧饱和度等生命体征,评估患者的面色、指端颜色、神志及体态。床旁备气管切开包,必要时行气管切开、心肺复苏等处置。

其次,评估患者近期有无过度劳累、上呼吸道感染史、急性炎症史、外伤异物史、肿瘤史、气管插管史,了解患者有无喉部疾病、哮喘史,评估患者的心肺功能,血流动力学稳定者应行喉镜、CT 检查以明确诊断。

该患者有吸气性喘鸣音、氧饱和度低等喉梗阻表现,立即予以吸氧、建立静脉通路,做好呼吸和循环的支持,监测氧饱和度和呼吸变化,嘱患者减少活动量,以降低耗氧量,避免加重呼吸困难,在生命体征稳定后,行 CT 检查指导进一步治疗。

2. 患者因喉梗阻入院,出现呼吸困难的临床表现,此时针对呼吸情况应如何进行病情观察及处理?

吸气性呼吸困难是喉阻塞的主要症状。正常呼吸时,吸入的气流将声带斜面向下、向内推压,使声带向中线靠拢;当声带受炎症、肿物等因素影响时,声带无法做出正常情况下的外展动作来开大声门裂,使吸气时呼吸困难加重。而呼气时,气流向上推开声带,声门裂变大、能呼出气体,故呼气时呼吸困难较轻。

吸气性喘鸣是喉阻塞的另一个重要症状。吸气时,气体通过狭窄的声门裂形成气流旋涡冲击声带,声带颤动而发出尖锐的喘鸣声。医护人员应根据患者的临床表现准确地判断患者的呼吸困难程度及呼吸困难症状有无进展,采取正确有效的治疗方法,缓解患者的呼吸困难情况,避免不良后果的发生。喉阻塞的临床分期如表 18-1 所示。

表 18-1　喉阻塞的临床分期

呼吸困难分度	临床表现	快速判断	治疗
Ⅰ度	活动或哭闹时有轻度吸气性呼吸困难或轻度吸气性喘鸣,吸气时可见胸廓软组织轻度凹陷	安静时无症状,活动时有症状	明确病因,积极治疗。如因炎症引起者,可以使用糖皮质激素以控制炎症,一般无须行气管切开术
Ⅱ度	安静时有轻度吸气性呼吸困难或轻度吸气性喘鸣,吸气时可见胸廓软组织轻度凹陷;无缺氧症状,不影响睡眠、进食等正常生活,心率不增快	安静时有症状,但不影响睡眠	治疗原则同Ⅰ度喉阻塞,视情况准备气管切开术
Ⅲ度	有明显吸气性呼吸困难,可听见喘鸣声,出现四凹征;有缺氧症状,如烦躁不安、入睡困难、心率加快等	不能安静、影响睡眠	密切观察呼吸变化,在做好气管切开准备的情况下可先进行病因治疗。若经保守治疗未见好转,应及早手术,以免造成窒息或心力衰竭。因恶性肿瘤引起的呼吸困难,应行气管切开术,缓解呼吸困难后,再根据病因进行治疗
Ⅳ度	呼吸困难,有缺氧和二氧化碳潴留;坐立不安、出冷汗、面色苍白或发绀等。若抢救不及时,可发生窒息、昏迷或心力衰竭,最终导致死亡	烦躁不安、奄奄一息	立即行气管切开术;条件不允许时可先行环甲膜切开术,待病情稳定后再行气管切开术

患者因喉肿物伴Ⅱ度喉梗阻入院,结合患者既往病史,为减少患者耗氧量,嘱其多卧床休息,少运动,减少人员探视,少量多餐、避免过饱,避免进食刺激性食物。遵医嘱予以吸氧和雾化吸入,密切监测患者的氧饱和度和呼吸变化。同时积极完善检查,针

对病因进行治疗以解除患者喉梗阻。检查过程中,注意患者呼吸困难程度有无加重,确保患者呼吸道通畅,建立静脉通路,备好气管切开包、吸引装置、简易呼吸器及呼吸兴奋剂等,以备不时之需。

3. 患者突发气急,进行性呼吸困难,伴有喉喘鸣、口唇发绀及"四凹征",此时护士应该如何处置?

吸气性呼吸困难时,空气不易通过声门进入肺内,胸腹辅助呼吸肌代偿性运动加强以帮助呼吸,将胸部扩张,但肺叶不能相应膨胀,胸腔内负压增加,导致胸壁及其周围软组织吸入,使得颈、胸、腹部出现吸气性凹陷(颈部:胸骨上窝、锁骨上窝、锁骨下窝;胸部:肋间隙;腹部:胸骨剑突下、上腹部),称为"四凹征"。

对急性喉阻塞患者行急救措施要分秒必争,应立即开放气道解除患者喉阻塞症状,以免继续缺氧而损害心脏和中枢神经系统。气管切开术是切开颈段气管前壁、经过新建立的与外界再通的通道进行呼吸的一种手术,主要应用于抢救喉阻塞的患者。行气管切开术时患者取仰卧位,肩下垫枕、头后仰,便于手术时暴露气管。若呼吸困难严重时,可在半卧位或坐位下手术。

该患者进食后出现Ⅲ度呼吸困难、氧饱和度下降并伴有缺氧症状,前期检查提示患者声门处有新生物,声门狭窄会导致插管困难,为避免插管造成二次损伤、加重呼吸困难及延误抢救时间,可首选床边气管切开。患者呼吸困难同时并发心力衰竭发作,无法平卧,手术时帮助患者取头高脚高位,抬高床头 45°~60°,抬高床尾 15°~25°,肩部垫高、头后仰,注意头部不可过度拉伸,以免加重呼吸困难、引起患者躁动。手术时注意保护患者安全,注意观察氧饱和度、神志、面色、心率的变化,高流量氧气接简易呼吸器球囊给氧改善患者缺氧症状;术中患者咳嗽剧烈,确定气管后注入利多卡因 1ml,减少咳嗽;选择合适的套管,置入气切套管后,确定套管在气管内,立即给予套管内吸氧,同时吸出气道中痰液及血液后迅速充足气囊,防止切口处积血或痰液流入气道内,形成痰痂或引起肺部感染。妥善固定气切套管,松紧程度以一指为宜。因患者长期口服抗凝药物,应监测气切处是否有出血。

4. 患者出现Ⅲ度喉梗阻后并发急性心力衰竭,情况危急,护士应该采取哪些急救措施?

心力衰竭是指由于心脏的收缩功能和(或)舒张功能发生障碍,不能将静脉回心血量充分排出心脏,使心排血量绝对或相对低于全身组织代谢需要的综合征。喉阻塞引起机体缺氧和二氧化碳潴留,对心、脑器官影响较大,表现为头痛、脑水肿、心脏传导阻滞、心力衰竭、心搏骤停等。

该患者发生Ⅲ度喉梗阻,因机体缺氧导致心脏负担加重、心肌耗氧量增加,诱发急性左心衰竭,主要表现为肺循环淤血和心排血量降低的综合征。紧急气管切开后,患者接呼吸机辅助通气,予以药物镇静、减少耗氧;辅助通气12 h后,查血气分析显示正常,停镇静药、脱机,气管套管内予以氧气吸入。针对该患者的病情,护士应落实以下措施:①做好患者气道管理,保持气道通畅,指导患者有效咳嗽和咳痰,持续气道湿化、按需吸痰,观察痰液的颜色、性质及量。②按医嘱正确使用利尿剂和扩血管药物,准确记录液体出入量,控制输液量和输液速度。③做好患者情绪管理,减少刺激;注意保暖,避免受凉,预防肺部感染,避免再次诱发心力衰竭。

5. 患者喉梗阻行气管切开后,常见的并发症有哪些? 发生突发状况时应该如何处置?

气管切开是危重症患者急救过程中的常用措施之一,以帮助患者改善气道通畅度、实施机械通气等措施。气管切开后常见的并发症有皮下气肿、气胸、伤口出血、纵隔气肿、气管套管脱管等,最严重的并发症有低氧、低血压及颅内压升高导致神经功能恶化,晚期并发症包括气管肉芽肿形成、套管急性堵塞、气管-无名动脉瘘、气管-食管瘘等,上述并发症严重时均可导致死亡。

皮下气肿发生的原因为气管切开时气管切口过长、气管周围软组织剥离过多或切开气管插入套管后剧烈咳嗽。皮下气肿多局限在颈部,有时可扩展至头面部或胸腹部,少量皮下气肿大多可自行吸收,大面积皮下气肿须做排气处理。

气管套管脱出可因套管过短或固定套管的带子过松而导致。气管切开前应选择合适型号的气管切开插管,确保气管切开套管固有弯曲能良好地与气管走行吻合,使套管气管内段与气管大致平行。经常检查气管套管是否固定妥善,常规的评估可以通过系带和皮肤之间的松紧度来判断,松紧度以一指为宜;特殊情况下可通过支气管镜或胸片来确定套管位置。如发现套管脱出,应立即重新插入避免发生窒息。气管切开术后1周内,不宜更换气管套管,以免窦道未形成导致意外发生。

晚期并发症主要是因为气管黏膜损伤、瘢痕增生等,气管切开套管的气囊充气压迫气管壁,或气管切开套管末端不停地刺激气管壁导致。留置套管期间,气管套管紧贴皮肤避免套管移动(图18-1),监测气囊内压力、落实气囊管理。

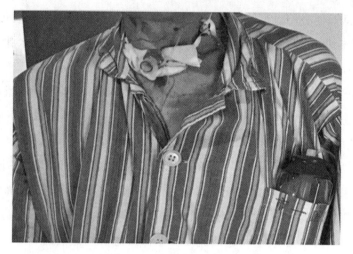

图 18 - 1   留置气管切开套管

该患者行气管切开术后留置气管切开套管,在搬动患者或改变体位时,注意头部、气管切开套管和躯干部的位置不要剧烈改变,避免气管套管滑脱。术后床旁紧急气管切开物品准备应包括同型号或小一型号气管套管、原气管套管内芯及氧气吸引装置。气管套管标识清晰,注明患者气管切开时间及气管套管型号,帮助紧急状态下快速处理。当怀疑患者的气管套管滑脱时,在通知医生的同时,可插入负压吸引管,通过吸引管是否可以顺利进出气道及插入深度来判断气管套管是否在气道内,同时给予高流量氧气吸入,重新插入气管套管。

参 考 文 献

[1] 孙素花,柯嘉,马芙蓉.困难气管切开的相关因素和处理技巧[J].临床耳鼻咽喉头颈外科杂志,2020,34(8):761-764.

[2] 朱岩,杨艳,金德斌,等.半坐下肢抬高位在喉梗阻强迫体位气管切开术中的应用[J].中国耳鼻咽喉头颈外科,2022,29(11):734-735.

[3] 中国医学装备协会呼吸病学装备专业委员会,中国残疾人康复协会肺康复专业委员会中青年肺康复专业学组,中国康复医学会危重症康复学组.气管切开患者的管理和康复治疗推荐意见[J].中华结核和呼吸杂志,2023,46(10):965-976.

[4] 石美琴,归纯漪,吴建芳,等.喉切除患者气道安全管理的循证实践[J].护士进修杂志,2023,38(1):1-6.

中英文对照索引